ひとつずつ、わかりやすく！

血液ガス分析

ミカタ・ヨミカタ・アセスメント・ケア

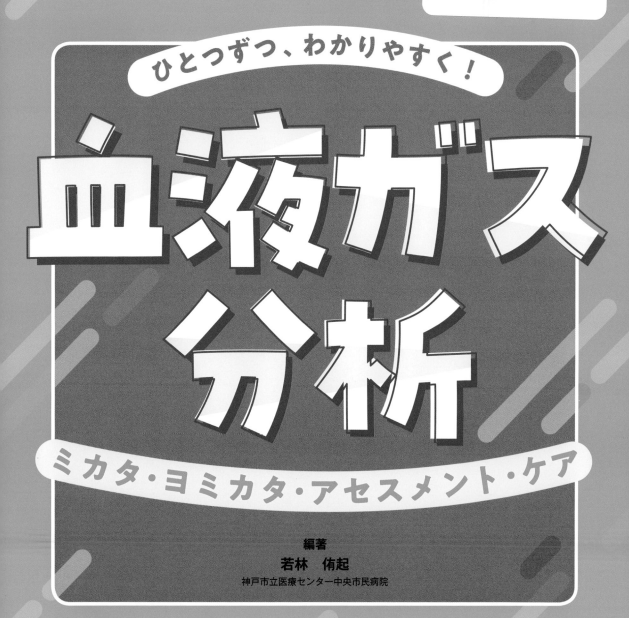

編著

若林　侑起

神戸市立医療センター中央市民病院

Gakken

表紙・カバーデザイン：株式会社STOL
イラスト：湯沢知子，日本グラフィックス，真興社
本文DTP：工藤美奈子

はじめに

　本書を手にとっていただきありがとうございます．本書は，看護学生から臨床現場でご活躍される看護師の方に読んでいただきたいと願い作成いたしました．

　皆さんは血液ガス分析にどのようなイメージをもっていますか？　「いろいろなデータがあって，どのデータをアセスメントに使えばよいのか分からない」「酸塩基平衡って，呼吸状態の変化みたいに目で見て観察できないから理解が難しい」と苦手意識をもっている方も多いと思います．実を言うと，筆者も血液ガス分析に苦手意識をもっていた一人でした．そんな中，患者さんの血液ガス分析を先輩看護師や先生方と一緒に評価したり解釈したりする中で，苦手意識も少しずつ減り，血液ガス分析を活用できる場面の多さに驚きを覚えました！　そんな経験を皆さんに共有できればと思い，本書を作成しています．

　基礎からしっかり理解できるように，コアになる根拠がわかるように解剖・生理から説明したり，一つひとつ解釈できるようにSTEP形式で評価できるようにしています．苦手意識がある方にも，血液ガス分析を読むためのノウハウをたくさん詰め込みました．難しい内容だからこそ，楽しんで学習していただけるように工夫しています．

　Chapter 1では，血液ガス分析を評価するために必要な基礎知識をまとめました．Chapter 2では，看護師として注意したい検体の取り扱いや報告方法をまとめました．Chapter 3では，臨床で遭遇しそうな患者さんをイメージした模擬事例を用いた実践編です．実践編は基礎的な事例とアドバンスな事例が含まれていますので，腕試しをしたい方でも読み応えがあると思います．

〈オススメの読み方の例〉

「血液ガス分析にニガテ意識がある あなたっ！」

　血液ガス分析がニガテなのに，本書を買ってくださってありがとうございます！　まずは，すでにあなたは素晴らしいですっ！　そんなあなたにピッタリなのは，Chapter 2（手技編）から読み始めることです！　すでに血液ガス分析を扱っていると思いますので，血液ガス分析の手技編を復習したり，血液ガス分析の採血目的を理解して，こんなに血液ガス分析って便利な検査なんやっ！　ってモチベーションを上げましょう！　いけそうと思ったら，Chapter 3の事例（基礎編）にチャレンジしてみてくださいっ！

「初めての血液ガス分析！　着実に基礎固めがしたいあなたっ！」

　そんなあなたにピッタリなのは，Chapter 1の基礎編からの読破でしょう！　その後，Chapter 2（手技編）を読んでもよいですし，「早く事例検討をしたいっ！」と思った方は，Chapter 3の実践編にチャレンジしてください！

「血液ガス エキスパート！　どこまで読めるか腕試したしたいあなたっ！」

　Chapter 3（実践編）から読み進めましょう！　複合的な血液ガス分析を読むことに挑戦したい方はアドバンス編から読み進めることをオススメします！　「複合的？」と聞いて心に迷いを感じた方は実践編の中でも基礎編から始めると，血液ガス分析の復習から始めることができます！

　ぜひ，臨床現場や自宅での独習に活用していただけますと幸いです．血液ガス分析を解釈することを通して，患者さんの異変に気づいたり，次の治療やケアに繋げることができることをお祈りしております．

　最後に，血液ガス分析をわかりやすく教えてくださった石橋一馬先生に感謝いたします．本書を出版することを強く勧めてくださり，粘り強く編集作業を行ってくださった株式会社Gakkenメディカル出版事業部の皆さんの編集がなければ，本書は完成しませんでした．改めて感謝いたします．

2023年8月

神戸市立医療センター中央市民病院 看護部 看護師

若林　侑起

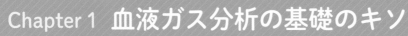

ひとつずつ、わかりやすく！　血液ガス分析
ミカタ・ヨミカタ・アセスメント・ケア

CONTENTS

❹ 血液ガス分析の評価

Chapter 2 血液ガス分析の看護手技

❶ 採血時の注意点と観察ポイント

❷ 血液ガス分析のアセスメント

Chapter 3 事例で学ぶ！血液ガス分析

❶ 事例で学ぶ 基礎編～呼吸の分析と酸塩基平衡の分析

❷ 事例で学ぶ アドバンス編

Chapter 3 コラム

Chapter 1

血液ガス分析の基礎のキソ

ここから押さえておく！

1 呼吸器の解剖・生理

　血液ガス分析の前に，まずは呼吸器の解剖・生理のおさらい．これがわかっていない状態で血液ガス分析を学んでも，わかった気になって時間が経つと忘れてしまうからね．まずは基本となる「呼吸器の解剖・生理」を学んでいこう！

呼吸器の解剖❶　肺胞の役割

→ 毛細血管とのガス交換の役割を担う

ガス交換にかかわる解剖・生理

　「呼吸を制するものが，血液ガス分析を制する」といっても過言ではありません！　そのためには，基本中の基本である呼吸器の解剖・生理を復習していきましょう.

呼吸器系

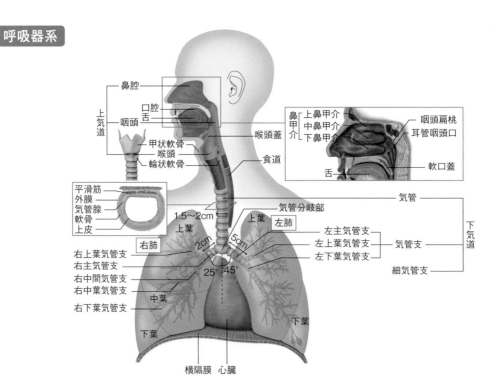

気道（上気道・下気道）

　肺に空気を送る気道は，上気道と下気道に分類されます．

　上気道には鼻腔・咽頭・喉頭が，下気道には気管・気管支・細気管支・肺胞が含まれます．

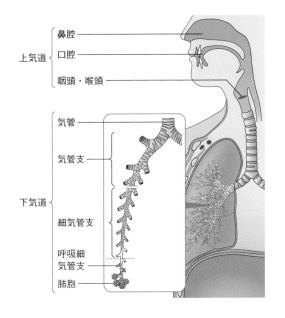

肺胞

　気管支の先には，直径0.3mm程度の肺胞が約5億個あるといわれています．この肺胞が，毛細血管とのガス交換の役割を担っていて，Ⅰ型肺胞上皮細胞がガス交換に関与しています．さらに，肺胞の"風船"のように膨らんでいる構造も重要です．肺胞がきちんと膨らんでいることで空気が流れ込み，ガス交換ができるのです．

　さらに肺胞ではⅡ型肺胞上皮細胞からサーファクタント（界面活性物質）を分泌して肺胞がしぼむのを防いでいます．

　実際，肺胞がしぼむのは，風船のように空気が抜けるからではありません．肺胞内に貯留している細胞間液が，小さな球体になろうと（収縮），表面張力が働くためなのです．このサーファクタントがしぼもうとする表面張力に対抗するわけです．

Ⅰ型肺胞上皮細胞
肺胞マクロファージ
線維芽細胞
血管内皮細胞
毛細血管腔
Ⅱ型肺胞上皮細胞
層板小体
（肺サーファクタントを産生）
基底膜

←→：血液空気関門で，内皮細胞，肺胞上皮細胞，基底膜の3層からなる．

■血液空気関門

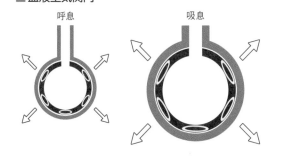

呼息　　　　　　吸息

→ 呼吸補助筋が使われているときは 努力呼吸を強いられている

呼吸にかかわる骨格筋

ここでは簡単に，呼吸に関係している筋肉をみていきましょう.

呼吸に関係する筋肉には，肋骨にくっついている外肋間筋，内肋間筋，胸郭の下部に位置する横隔膜があります（図1）. この3つが呼吸筋として呼吸に関係しています. 肺そのものには筋肉はありません. 外肋間筋，内肋間筋，横隔膜の3つが収縮したり弛緩したりすることで胸郭が広がります. その結果，肺も広がるわけです.

さらに，呼吸筋には呼吸補助筋もあります. たとえば，胸鎖乳突筋，斜角筋群，大胸筋などがそれにあたります.「補助」という言葉がつく通り，メインで働くものではなくて，呼吸補助筋のサポートが必要なときに大きく動くことがあるものです.

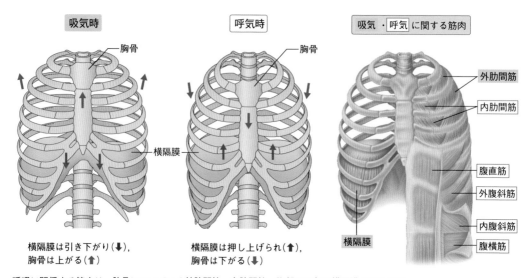

吸気時　胸骨
横隔膜は引き下がり（↓），胸骨は上がる（↑）

呼気時　胸骨
横隔膜は押し上げられ（↑），胸骨は下がる（↓）

吸気・呼気 に関する筋肉
外肋間筋
内肋間筋
腹直筋
外腹斜筋
内腹斜筋
腹横筋
横隔膜

呼吸に関係する筋肉は，肋骨についている外肋間筋，内肋間筋，胸郭の下部の横隔膜があります.

図1　呼吸筋

呼吸補助筋が使われるタイミング

通常の呼吸では，呼吸補助筋はほとんど使われません．どんなときに使われるかというと，息苦しさが出たり，通常の呼吸筋だけでは呼吸が維持できないときです．

ですから，呼吸補助筋が使われているときは，患者さんは努力呼吸を強いられている状態（図2）にあることが多いということです．つまり，何かしら「呼吸状態に異常が起きている可能性」が考えられるため注意が必要ですね．たとえば，呼吸状態が悪化したときや人工呼吸器装着患者で呼吸器のサポートを減らしたときに，努力様呼吸が出現することがあります．

呼吸補助筋が使われているときは
呼吸状態悪化のサイン!!

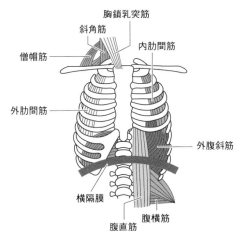

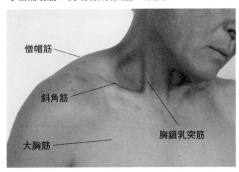

呼吸補助筋の例（胸鎖乳突筋の緊張）

人工呼吸器装着患者で呼吸器のサポートを減らした際，努力様呼吸が出現することがある．

図2　呼吸補助筋

呼吸器の生理❶　呼吸

→ 二酸化炭素（CO_2）が身体に蓄積すると血中のpHが低下する

呼吸の調整はどこでされている？

肺は，自分で膨らんだりしぼんだりしないことがわかりましたね．ここでは，呼吸がどうやって調整されているか確認しておきましょう．

呼吸を調節する中枢は，延髄，橋にあります．延髄は呼吸を，橋は呼吸のなかでもリズムを調整しています．呼吸中枢からの刺激は頸髄（C3～5）から出ている横隔神経が横隔膜，胸髄（Th1～11）から出る肋間神経が肋間筋の収縮と弛緩を支配しています．

呼吸は身体の変化を敏感に感じとって調節されていますが，具体的には，CO_2やO_2の変化を延髄や頸動脈などに存在する化学受容器で感じとっているのです（表1）．とくに身体はCO_2の増加を敏感に感じ取ります．

えっ？　O_2もCO_2も同じように反応するんじゃないんですか？
O_2は身体に必要な物質でCO_2は身体に不要な物質ですよね！

ここは血液ガス分析の酸塩基平衡に関連するとても重要なポイント．O_2が身体にとって必要な物質なのは間違いないよ！

表1　呼吸の調節

化学受容器	部位	刺激
中枢性	・延髄	・CO_2 増加 ・pH 低下
末梢性	・頸動脈小体 　（舌咽神経） ・大動脈小体 　（迷走神経）	・O_2 低下

CO_2やO_2の変化を感じとる化学受容器

CO_2 はなぜ不要？

CO_2が不要な理由は，CO_2が身体に蓄積することで血中のpHが低下するためです．pHが低下するということは，血液が酸性に傾いてアシデミア（酸性血症）になります．酸性に傾いて酸塩基平衡異常が生じると，生命活動が維持できなくなります．

そのため，身体が異変を感じて急激に反応することになります．CO_2が蓄積して異変と感じとったとき，身体は呼吸回数を増加させたりしてCO_2を体外に排出しようとします．つまり，CO_2の増加は呼吸を上昇させる強い刺激になるということなのです．

他にも，呼吸を促進する要因には体温の上昇（発熱），代謝の促進（運動），低酸素もあります．そう考えると，さまざまな要因によって呼吸が調整されていることがわかりますね．

コラム：吸気と呼気

　呼吸と一括りにするとわからないことがあるので，呼吸運動を吸気と呼気に分けて考えてみましょう．努力呼吸時は使う筋肉が異なります．

〈吸気〉

　吸気は横隔膜と外肋間筋を収縮させて，胸郭を広げます．そうすることで肺の中が陰圧になり，空気が肺の中に流れ込むことになります．

　吸気時は，75％が横隔膜，残りの25％を外肋間筋が作用しています．どちらも能動的に収縮させることで胸郭が広がることがポイントです．

　吸気は吸うために吸気努力が必要になるということです．

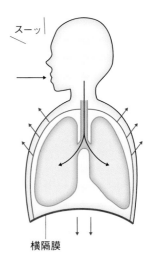

スーッ

横隔膜

安静時	努力呼吸時に使う筋肉
能動的	・胸鎖乳突筋・斜角筋群
外肋間筋・横隔膜が収縮	・大胸筋

〈呼気〉

　呼気時は収縮した筋肉を緩めるだけ．収縮していた横隔膜と外肋間筋が自然に弛緩することと，肺そのものがもつ弾性収縮力によって胸郭が小さくなるため，自然と息が吐けるのです．

　基本的に，安静時はこの弛緩に頼っているのでエネルギーはほとんど使用しません．しかし，深呼吸で力強く息を吐くときは内肋間筋を収縮させることで強く吐き出すことになります．

　たとえば慢性閉塞性肺疾患（COPD）の患者さんでは，肺実質・線維化する病態になることで肺の弾性収縮力が低下してしまい，肺が弾性収縮力を使って自然に吐くことができません．つまり，息を吐くために努力が必要になり，努力様呼吸が生じやすいのです．

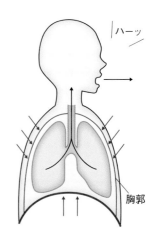

ハーッ

胸郭

安静時	努力呼吸時に使う筋肉	
受動的	・内肋間筋	・外腹斜筋
	・内腹斜筋	・腹直筋
外肋間筋・横隔膜が弛緩	・腹横筋	

→ ガスの圧格差を利用して移動する

　肺胞でのO₂やCO₂の移動を考えていきましょう.

　突然ですが, 天気図を見たことはありますか (高気圧とか低気圧がかかれているあれです)？ 空気は常に気圧の高いところから気圧の低いところに流れており, それが風になるのでしたね. 台風でも気圧が低ければ低いほど風は強くなります. つまり周囲との差が大きくなればなるほど, 空気の移動が活発になるわけです.

O₂の「肺胞から血液」への移動

　気圧の違いで空気が移動する. これと同じ原理が人体の中でも起きています.

　呼吸でO₂が取り込まれて肺胞から血液に移動するとき, 吸った空気のほうが気圧が高くて, 血液のほうが気圧が低くなります (血液の中にある酸素を気圧というのは違和感がありますね. 酸素の単位は「圧力」です).

　O₂が血液中に取り込まれるときも, 気体の圧力差で移動します. ちなみに空気は窒素, 酸素, 二酸化炭素から構成される混合気体です. 混合気体のうち, 一つひとつの気体の圧力を「分圧」と表現するので, 単位が分圧に変化します. 1気圧が760mmHgで, そのうちの酸素分圧は159mmHgになるのです (図3).

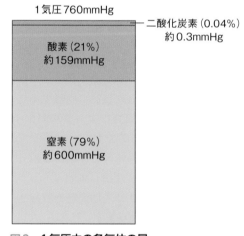

1気圧 760mmHg

― 二酸化炭素 (0.04%)
　約0.3mmHg

酸素 (21%)
約159mmHg

窒素 (79%)
約600mmHg

図3　1気圧中の各気体の量

肺胞でのガス交換は「拡散」で起こる

　ここからが本題. まず気圧の差, つまり, 分圧差によって肺胞と血液の間でO₂やCO₂が移動することを「拡散」といいます.

　O₂を例に考えていきましょう. 肺胞に含まれる酸素分圧は約100mmHg, 肺に戻ってくる静脈血の酸素分圧は約40mmHg. 肺胞に含まれる酸素分圧のほうが60mmHgほど高いため, この分圧差によって拡散されるのです. 拡散の結果, 動脈血の酸素分圧は約100mmHgまで上昇します.「吸入気酸素分圧が160mmHgなのに, 肺胞気酸素分圧が100mmHgで圧力が違う」って思いませんか？　その理由は, 肺内にある二酸化炭素分圧の上昇や水分で含まれるO₂が減るからですね！

CO_2 の拡散

　ここで，CO_2の拡散を考えてみましょう．CO_2もO_2と同じで分圧差を利用した拡散でガス交換が行われます．CO_2は排出したいので，静脈血の二酸化炭素分圧は45mmHg，肺胞気は40mmHgで肺胞気のほうが分圧は低くなります．そのおかげで血液から肺胞にCO_2が移動することができるのです（図4）．

　ということは，この分圧差のバランスが崩れたとき，O_2の取り込みやCO_2の排出ができなくなることを意味しています．

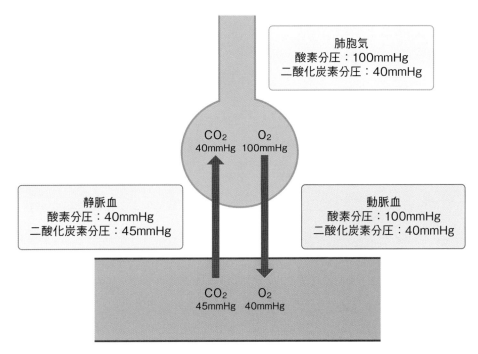

図4　ガス交換：O_2・CO_2の拡散量

気圧と一緒！　高いところから低いところへ移動する．
この分圧差のバランスが崩れたとき，O_2の取り込みや
CO_2の排出ができなくなるんだ！

呼吸不全〜呼吸不全に陥るメカニズム

- 呼吸不全の基本は「低酸素血症」
- Ⅱ型呼吸不全は「低酸素血症」に「高二酸化炭素血症」を合併している

呼吸の生理のイメージがつかめたところで，次は呼吸不全について確認していきましょう．

呼吸不全とは，「呼吸機能障害のために動脈血ガス（動脈血酸素分圧 [PaO_2] と動脈血二酸化炭素分圧 [$PaCO_2$]）が異常な値を示し，そのために正常な生体機能を営むことができない状態」と定義されています．ここで注目してほしいのは，PaO_2 と $PaCO_2$ の部分です．

たとえば，肺炎などの呼吸器疾患が生じたとします．病気があっても呼吸状態が維持できていれば呼吸不全ではないのです．一方，徐々に呼吸障害が悪化して酸素を投与されていない状態で，PaO_2 が 60mmHg 以下の低酸素血症に陥るまで呼吸状態が悪化したものを「呼吸不全」といいます．

「$PaCO_2$ はどこにいった？」と思うかもしれませんが，$PaCO_2$ は呼吸不全をⅠ型呼吸不全（$PaCO_2$ に異常のない呼吸不全）・Ⅱ型呼吸不全（$PaCO_2$ に異常がある呼吸不全）に分類するときに使用します．

まず呼吸不全は PaO_2 の低下が基本にあります．つまり，低酸素血症が存在しているってことですね．次にⅠ型かⅡ型かを分類するとき，「$PaCO_2$ の異常があるか，ないか」でみていきます．$PaCO_2$ をみることは肺換気量の低下の有無をみていることになるのです．実際には，$PaCO_2$ が 45mmHg 以上蓄積した高二酸化炭素血症に陥っているかどうかで，Ⅰ型呼吸不全とⅡ型呼吸不全に分類されるため注意しておく必要がありますね．表2にⅠ型呼吸不全とⅡ型呼吸不全について簡単にまとめておきます．

表2　呼吸不全の分類

分類	PaO_2	$PaCO_2$
Ⅰ型呼吸不全	60mmHg 以下	正常
Ⅱ型呼吸不全	60mmHg 以下	45mmHg 以上

つまり低酸素血症 →（Ⅰ型呼吸不全）

つまり低酸素血症＋高二酸化炭素血症 →（Ⅱ型呼吸不全）

Ⅰ型呼吸不全：PaO_2 が 60mmHg 以下に低下したものを指す．つまり，低酸素血症だけが生じている状態のことを指している．主に，拡散障害，換気血流比不均衡，シャントが原因

Ⅱ型呼吸不全：PaO_2 が 60mmHg 以下に加えて，$PaCO_2$ が 45mmHg 以上に上昇したものを指す．つまり，低酸素血症に加えて高二酸化炭素血症も生じている．主に，肺胞低換気が原因

　ここからは，呼吸不全に陥るメカニズムを4つ（拡散障害，換気血流比不均衡，シャント，肺胞低換気）に分類して説明していきましょう．

　この分類を押さえておくことで，患者さんにどのような変化が生じて，呼吸不全になっているかがイメージしやすくなりますからね！

呼吸不全に陥る病態❶　拡散障害

拡散障害：肺胞から血流への酸素の運搬（拡散）に問題がある状態

　呼吸によってO_2が肺胞まで到達します．到達したO_2は，肺胞内の分圧と血液中の分圧の差（分圧差）によって肺胞から血液中に移動します（図5）．分圧差というと，少しイメージしにくいかもしれません．

　圧の違いが「拡散」に影響しているということですね．たくさんのO_2を含んだ肺胞気とO_2が少ない血液の濃度の差（これが分圧差）によって，自然にO_2が血液中に移動することが「拡散」です．

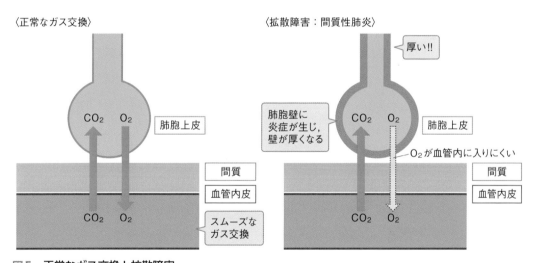

図5　正常なガス交換と拡散障害

　「肺胞から血液までの移動が拡散」．この移動がうまくいかないことが「拡散障害」ということです．拡散障害の代表疾患である間質性肺炎を例に考えてみよう．

拡散障害の代表例：間質性肺炎

　間質性肺炎は，膠原病や職業上のホコリやカビなどが原因で肺に炎症が起きる疾患です．炎症が肺胞壁で生じると，肺胞壁が厚く硬くなってしまいます（線維化といいます）．肺胞壁が厚く硬くなってしまうと物質が移動しにくくなることはイメージできるでしょう（図5参照）．そのせいで拡散できなくなってしまうのが間質性肺炎です．

　正常な肺胞では拡散によるガス交換が0.25秒で起こります．肺血流は安静時だと0.75秒程度で肺毛細血管を通過するため，ガス交換の速度のほうが速く問題なくガス交換できるのです．

　しかし，間質性肺炎などで肺胞壁に線維化が起きると，拡散に0.25秒以上かかることになり，そうなるとガス交換がうまくできなくなってしまいます．その結果，うまくO_2が血液に移動できず，低酸素血症が生じることになります．本来拡散は，肺胞から血液中のヘモグロビン（Hb）までの酸素の移動を示しています．貧血で血液中のHbが低下する場合も，拡散障害が起こるため注意が必要です．O_2があっても運搬するモノ（Hb）がない．そんなときはHbまでの移動を「拡散」とよぶことを思い出して，拡散障害を注意してみていきましょう（図5参照）．

CO_2の交換も，うまくいかなくなるんじゃないですか？

いいところに気がついたね．CO_2もO_2と同じで，「拡散」の原理で交換されている．だから，拡散障害が生じるとCO_2も同じように交換できないと考えることができるね．
確かにCO_2も血液から肺胞に拡散の原理を使って移動する．しかし，拡散障害が生じてもCO_2は蓄積することはほとんどない．その理由は「拡散のしやすさ」にある．
CO_2とO_2を比べるとCO_2のほうが拡散しやすく，その差は20倍といわれている．そのため，拡散障害が生じていてもCO_2は蓄積しにくいことになるんだ．

呼吸不全に陥る病態❷　換気血流比不均衡

- 換気血流比不均衡は，換気量と血液のバランスが崩れた状態
- 肺血流不足（V＞Q）は酸素投与の効果が薄い
- 換気量不足（V＜Q）は酸素投与で酸素化が改善する可能性がある

臨床では，換気血流比不均衡のことを「V/Qミスマッチ」とよぶことが多いです．

Vは肺胞換気量．Qは肺血流量．

ガス交換がきちんと行われるためには，肺胞に届いたガス量と肺を流れる血液の量のバランスが大切．肺胞までO₂が届いていても肺を流れる血液の量が少なかったり，血液はきちんと流れていてもO₂の量が少なかったりしてはいけません．健康なヒトでも，肺尖部（頭側）よりも肺底部（横隔膜側）のほうが換気量が多かったり，体位を変えるだけでも換気量が変化したりしますね．

ただし，健康なヒトは肺の一部分だけに着目すると換気量のほうが多い部分がありますが，肺全体ではバランスがとれているから問題にならないのです．

① 肺胞換気量よりも肺血流量が少ないとき（V＞Q）

② 肺胞換気量よりも肺血流量が多いとき（V＜Q）

に分けて考えてみましょう（図6）．

V/Qミスマッチを
押さえておこう！

肺胞換気量よりも肺血流が少ないときはどうでしょう．

①肺血流量不足（V＞Q）

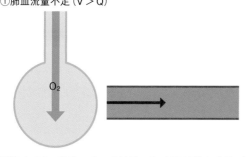

肺胞までO₂が届いているけど，O₂を取り込む血流が少ないから，移動できるO₂の量が減り低酸素血症になります．肺胞までO₂は届いていることになるから，酸素投与をいくら増やしてもあまり効果はなさそうです．

肺胞換気量が肺血流よりも少ないときはどうでしょう．

②肺胞換気量不足（V＜Q）

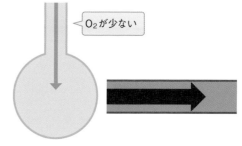

O₂が少ない

肺胞に届くO₂の量が少ないことになります．いくら血流があっても供給されるO₂の量が少ないから，血液に移動するO₂の量は減るので低酸素血症になります．この場合，O₂が足りていないことになるので，人工呼吸器などでPEEP（呼気終末陽圧）をかけることで，肺胞までO₂が投与されて酸素化が改善することがあります．

図6　換気血流比不均衡の分類

換気血流比不均衡は肺胞換気量が減る疾患や肺血流量が減る疾患すべてで起こりうる．そのため，「換気血流比不均衡の原因はこれだ！」と断定することが難しい．一つひとつていねいに患者さんの状態を観察していくことが大切になる！

換気血流比不均衡ではO_2のことがメインですけど，CO_2は溜まらないんですか？

そうだね．換気血流比不均衡でも，CO_2が蓄積して高二酸化炭素血症になる場合がある．しかし，血液中のCO_2の上昇に対して体が反応する（化学受容体）．その結果，CO_2を排出させようと肺胞換気量が増加するんだ．肺胞換気量が増えることでCO_2はうまく拡散され，正常範囲を維持することができるわけだ．ただし，肺胞換気量が増えたとしても，O_2はCO_2に比べて拡散しにくい物質なので，この反応で酸素化が改善するわけではない．拡散のしやすさの違いがこれだけ影響しているんだね！

呼吸不全に陥る病態❸　シャント

・肺胞でガス交換が行われず，動脈系に血液が戻ってくること

　たとえば，無気肺で肺胞が潰れていると，そこでO_2は血液に移動しません．シャントは「肺血流がガス交換を行える肺胞を経由せずに動脈系に流れていくこと」をいいます．透析のシャントも動脈と静脈を手術でつないでいますね．イメージは「ショートカット」です．

　ただし，呼吸不全で起きるこのショートカットは，あまりよいものではありません．なぜならば，基本的にO_2は「右心房→右心室→肺動脈→肺胞毛細血管→肺静脈→左心房→左心室」の流れで血液中に取り込まれていきますが，唯一ガス交換ができる肺胞毛細血管をショートカットすると，O_2を十分血液中に取り込むことができなくなるからです．

　このシャントには「肺毛細血管シャント (図7)」「解剖学的シャント (図8)」の2種類あるので，
1つずつ確認していきましょう.

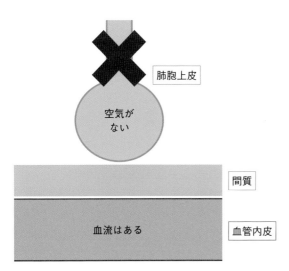

図7　**肺毛細血管シャント (capillary shunt)**

シャントのうちの1つが「肺毛細血管シャント」.
無気肺で肺胞が潰れている場合(つまり，肺胞虚脱)，肺血流がいくらあってもガス交換は行われない.
ほかに肺水腫などで肺胞が水浸しになっているときも肺胞に含気がないから，肺血流があってもガス交換は行われないんだ.

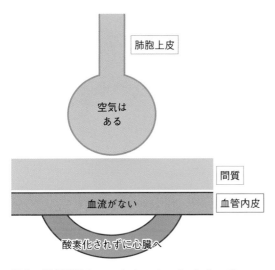

図8　**解剖学的シャント (anatomical shunt)**

「解剖学的シャント」は身体の構造上の問題になる.
心房中隔欠損症や心室中隔欠損症，肺動静脈瘻の場合に起きるんだ. O_2 が取り込まれる経路は細かくみると「右心房→右心室→肺動脈→肺胞毛細血管→肺静脈→左心房→左心室」の流れだったね. 解剖学的シャントがあると，この流れをショートカットすることになる(表3).
たとえば，心房中隔欠損症では「右心房→左心房→左心室」になるね. そうなると肺を通過しない血液が左心室から全身に送り出されることになるから，酸素化が悪化して低酸素血症が生じることになる. こんな患者さんに同じようにPEEPをかけてあげるとどうなる?

表3　**シャントの原因**

肺	肺動静脈奇形（PAVM），急性呼吸窮迫症候群（ARDS）
心臓（右→左）	卵円孔開存（PFO），心房中隔欠損（ASD），心室中隔欠損（VSD）

PAVM：pulmonary arteriovenous malformations，肺動静脈奇形
ARDS：acute respiratory distress syndrome，急性呼吸窮迫症候群

肺毛細血管シャントの場合は，肺胞が膨らめばガス交換が改善することがある．どうしたらいいと思う？

人工呼吸器に圧をかけてあげる，とか？

そのとおり！　PEEP*をかけることで，潰れていた肺胞や水浸しになっていた肺胞が広がって含気される．肺胞が膨らむとシャントが改善することになるから，そのぶんガス交換が改善するね．

＊PEEP：positive end expiratory pressure，呼吸終末陽圧
　　　　細胞内に一定の陽圧をかけ，呼気終了時に肺胞が完全に虚脱しない
　　　　ようにする補助機能．

解剖学的シャントもPEEPをかけて肺胞が広がるとガス交換は改善するのではないでしょうか？

解剖学的シャントの場合，血液の通り道に問題がある．人工呼吸器で肺胞の含気が改善しても，解剖学的シャントには効果はない．こうしてみると，シャントでもその原因によって治療や対応が異なることがわかるね．

　もう1つ，知っておいてほしいことがあります．
　それは，100％酸素投与は，「シャントの有無や，どの程度のシャントかを確認する検査になる」ということです．
　シャントはそもそも，ガス交換に関与できない肺胞や血流があることが問題です．つまり，いくら酸素投与してもガス交換ができないため，結局，PaO_2はほとんど上昇しないということです．しかも，シャントの割合が増えれば増えるほど，酸素投与の効果は薄れていきます（表4）．

表4　肺内シャントと動脈血酸素分圧

肺内シャント率	吸入気酸素濃度と動脈血酸素分圧	
	$FiO_2 = 21\%$	$FiO_2 = 100\%$
0%	100mmHg	660mmHg
2%	92mmHg	180mmHg
6%	82mmHg	115mmHg
10%	76mmHg	92mmHg

シャントの割合が増えれば増えるほど，O_2 投与の効果は薄れる.

呼吸不全に陥る病態❹　肺胞低換気

・ガス交換に必要な肺胞換気量が保てない状態のこと

　正常な呼吸と肺胞低換気を比較してみましょう（図9）．肺胞低換気は十分な肺胞換気量が保てない状態のことを指しますが，O_2 や CO_2 はどのような状態になっているのでしょうか？

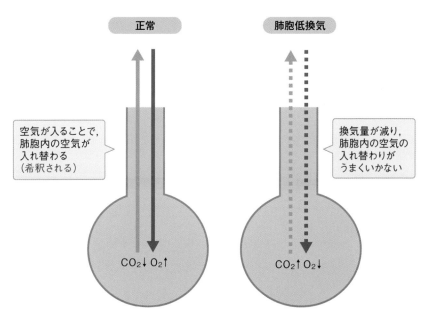

肺胞低換気が起きる原因には，呼吸中枢の問題（麻酔薬や麻薬などによる呼吸中枢の抑制，脳血管障害などによる呼吸中枢への影響），神経筋疾患（重症筋無力症），肺・胸郭の異常（COPD，肥満，後弯症）などがある.

図9　肺胞低換気

正常な呼吸の場合，肺胞までO_2が入っているし，CO_2もうまく排出されていそうです．でも，肺胞低換気のときは肺胞までO_2が届いていません．そうすると，CO_2も排出できていないということですか？

そういうことになるね．
肺胞低換気の場合，十分な肺胞換気量が得られていないということだ．

肺胞換気量は，下の式で計算されます．

肺胞換気量＝一回換気量－死腔換気量

　何らかの原因で一回換気量が減ってしまうとガス交換に関係しない部分，つまり死腔のところまでしか空気の入れ替わりができません．そうなると肺胞まで空気が届かないので，肺胞のO_2は低下してガス交換できる量が減ってしまい，血中のPaO_2は低下します．

　一方で，十分な空気があると肺胞内のCO_2は空気が入ってくることで希釈されます（空気によってCO_2濃度が薄まる）．肺胞の二酸化炭素分圧が低下することで濃度差ができ，血中のCO_2が肺胞に移動することができますね．

　もし，肺胞まで空気が届かないと，肺胞内のCO_2の濃度は上昇し，血液から肺胞への移動ができず，血中の$PaCO_2$も上昇することになります．

だから，肺胞低換気の場合は高二酸化炭素血症が起こるんですね！

肺胞低換気は，換気量が減少することで肺胞でのガス交換がうまくいかなくなることだ．その結果，低酸素血症，高二酸化炭素血症のどちらも起こることになるため，Ⅱ型呼吸不全と関連がある状態といえるね．

■ 参考　病態生理に基づいた低酸素血症の鑑別表

原因	拡散障害	換気血流比不均衡		シャント		肺胞低換気
		肺血流不足 (V>Q)	換気量不足 (V<Q)	肺毛細血管シャント	解剖学的シャント	
代表疾患例	・間質性肺炎 ・心不全による間質の浮腫	・肺塞栓 ・肺気腫	・心不全 ・ARDS ・肺炎	・心不全 ・ARDS ・肺炎 ・無気肺	・肺動脈奇形 ・卵円孔開存 ・心房中隔欠損	・オピオイド過剰 ・肥満低換気症候群 ・神経筋疾患 ・喘息重責発作 ・COPD急性増悪
呼吸音	Crackles	正常または減弱	Cracklesまたは減弱	減弱または Bronochial breath sound（気管支呼吸音）	正常	・浅い呼吸または徐呼吸 ・Wheeze
A-aDO$_2$	増加	増加	増加	増加	増加	正常
PaCO$_2$	→	過換気で代償できなければ↑	過換気で代償できなければ↑	過換気で代償できなければ↑	過換気で代償できなければ↑	↑
酸素に対する反応性	↑	↑	↑	→	→	↑
胸部X線	ほぼ正常	ほぼ正常	異常	異常	正常	正常
胸部CT	異常	異常	異常	異常	正常	正常

文献6）を参考に作成

2 呼吸の評価

「血ガスは呼吸と酸塩基平衡を分けて読む」

　一度に全部読もうとすると血液ガス分析のデータの情報量が多すぎて，太刀打ちできなくなってしまう．だから，まず呼吸に着目する．

　呼吸を評価するということは，酸素化がきちんとできているかにかかっている．血液ガスの基本は大丈夫かな？

　さて，次は「呼吸の評価」を学んでいこう！

酸素化の目的

- ただ酸素投与すればいいわけではない
- 全身の組織にO_2を供給することが目的

　ここまで呼吸の解剖・生理や呼吸不全のことを学んできました．呼吸不全は「うまくO_2を体内に取り込むことができ，CO_2を排出できるか」に関係しています．しかし，O_2は体内に取り込むことができても，それを必要とする臓器にうまく届けることができなければ意味がありません．

　酸素化を評価する場合，以下の❶〜❸をみていく必要があります．

酸素化の評価

❶ O_2がうまく取り込まれているか

❷ O_2を運搬する能力は大丈夫か

❸ O_2が目標となる臓器や末梢組織まで必要な量を運搬できているか

まずは大まかに，どんな項目がO_2をみるのに重要なのかをみていくことにしよう．

❶ O₂ がうまく取り込まれているか

〜吸入酸素濃度 (FiO₂) と肺胞気酸素分圧 (PAO₂)

まずは，吸入酸素濃度 (FiO₂)．吸い込んだ空気の中にどの程度 O₂ が含まれているか，を考える必要があります．そこから肺胞内に届いた酸素量が肺胞気酸素分圧 (PAO₂) ですね．

肺胞内の酸素量は，CO_2 や水蒸気のせいで吸入酸素濃度よりも少なくなります．

❷ O₂ を運搬する能力は大丈夫か

〜動脈血酸素分圧 (PaO₂) と動脈血酸素含有量 (CaO₂)

次にガス交換の結果，血液中に取り込まれた動脈血酸素分圧 (PaO₂) をみることで O₂ がどの程度取り込まれているか確認します．

O₂ を運搬するときに，動脈血酸素分圧 (PaO₂) を確認します．しかし，PaO₂ を確認するだけでは不十分です．酸素は血液中に溶けるだけではなく，ヘモグロビン (Hb) とくっついて全身に運ばれます．そのため，血液中に溶け込んだ酸素量 (PaO₂) と Hb にくっついている酸素量を合わせて動脈血酸素含有量 (CaO₂) とよび，CaO₂ を調べることで酸素を運搬する力を把握することができます．

動脈血酸素飽和度 (SaO₂) や指先などの体表面から確認できる経皮的酸素飽和度 (SpO₂) は，O₂ とくっついている Hb の割合を確認する指標になります．たとえば，SaO₂ や SpO₂ が 100% と高くても，Hb が正常値よりも低い場合は，酸素運搬量は減少します．そのため，酸素運搬量を把握するときは，SaO₂/SpO₂ だけではなく，Hb を把握することが重要になります．

❸ O₂ が目標となる臓器や末梢組織で必要な量を運搬できているか

〜乳酸 (Lac)

最後は，運搬された O₂ が臓器や末梢組織で需要に見合った量を供給できているかを確認する乳酸 (Lac) をみていきます．

こんな流れで，一つひとつみて
全体像をつかんでいこう！

酸素化の指標❶ 動脈血酸素分圧：PaO₂

- PaO₂は動脈血中に溶けている O₂ の量
- 加齢に伴い正常値も変化する
- PaO₂の基準値：80 〜 100mmHg

PaO₂は血液中に溶けている O₂ の量でしたね．O₂ が運搬されるとき，当たり前ですが，O₂ が気体のまま移動することはできませんので，血液中に溶け込む必要があります．血液中に溶け込んでいる量をPaO₂として表現しています．

「呼吸不全 (p.16)」でも出てきましたが，肺胞気酸素分圧 (PAO₂) が減るとPaO₂も低下するので注意が必要になります．

加えて，PaO₂の基準値は80〜100mmHgといわれていますが，加齢とともに基準値も低下することがわかっています．80歳の場合，最高値でも76mmHgまで低下するため，PaO₂が低下しているからといって異常値だと決めつけて，すぐに酸素投与を始めることは危険です．加齢に伴う変化を考慮したうえで，対応することが大切です．

> **加齢に伴う動脈血酸素分圧の変化**
> PaO₂ = 100 − (0.3 ×年齢)

酸素分圧の変化

O₂ が移動するとき，気圧と同じで高いところから低いところに移動することは先述しました．この原理は，末梢組織まで酸素がいきわたるところまで適応されています．最終的に酸素は細胞内のミトコンドリアに届いて，ミトコンドリアのなかで好気性代謝が行われます．そこでの分圧は，1mmHgといわれています．

■ それぞれの酸素分圧 (mmHg)

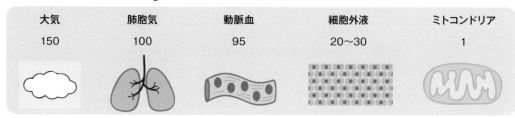

大気	肺胞気	動脈血	細胞外液	ミトコンドリア
150	100	95	20〜30	1

酸素化の指標❷　ヘモグロビン：Hb

- HbはO₂を運搬する運び屋
- Hbが少ないと，高濃度酸素を投与しても運搬できない
- Hbの基準値 男性：13.1〜16.3g/dL　女性：12.1〜14.5g/dL

$$HbはO_2を運搬する運び屋$$

酸素化を考えていくうえで，Hbはとても重要になります．というのも，O_2はHbにくっついて運ばれるため．簡単にいうと，HbはO_2の運び屋といえます．運び屋がたくさんいると，O_2を運ぶ量が増えますが，貧血や出血などでHbの量が減ると，とたんに酸素運搬量が低下します．

Hbのなかでも，次の2つをまずは覚えておきましょう．

- 酸素化ヘモグロビン（O_2Hb）
- 脱酸素化ヘモグロビン（HHb）

酸素化ヘモグロビンはO_2と結合しているヘモグロビン，脱酸素化ヘモグロビンはO_2と結合していないヘモグロビンになります．肺内でHHbがO_2を受け取りO_2Hbになります．末梢組織でO_2を手放すと，O_2HbからHHbに戻ることを繰り返して，酸素の運搬をしているのですね（図10）．

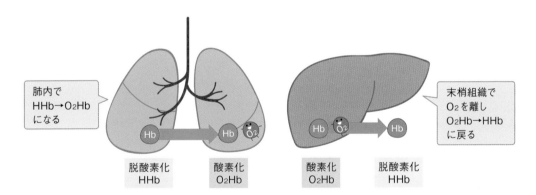

図10　酸素運搬とヘモグロビンの変化

また，Hbは結合した物質によって呼び方が変わります．

一酸化炭素（CO）がHbと結合した物質をカルボキシヘモグロビン（COHb），窒素酸化物などに曝露したメトヘモグロビン（Met-Hb）といいます（図11）．この2つは，理由は異なりますがO_2と結合できません．そのため，これらが増えると酸素運搬量が低下するので気をつけておかないといけません．

COHbとMet-Hbは，血液ガス分析で検査できるため，これらの数値が増えていないかも，注意してみておく必要があります．

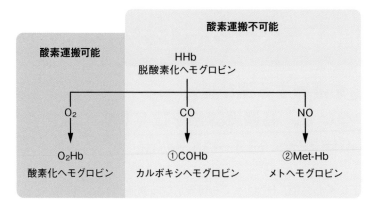

①カルボキシヘモグロビン (COHb)

・一酸化炭素 (CO) がHbと結合した状態です.
・COはO_2の250倍Hbと結合しやすいため, HbがHbがO_2と結合するのを阻害します.
・パルスオキシメーターではO_2HbやCOHbを区別することができません. そのため, COHbが増加していてもSpO_2が高く表示されてしまいます. この場合, SpO_2が高くても酸素運搬能は低下しているから注意が必要です.

②メトヘモグロビン (Met-Hb)

・窒素酸化物や硝酸態窒素にHbが曝露した状態です.
・Hbの元となる鉄イオンが変性してしまうため, O_2と結合できなくなります.

図11　ヘモグロビン分画 (ヘモグロビンの種類)

Memo

酸素化の指標❸　動脈血酸素飽和度：SaO₂

- 酸素化Hbの割合
- SaO_2の基準値：96 〜 98 ％

SaO₂は，動脈中のO₂とくっついているHbの割合ですよね？

そうだね．ちなみに，ふだん指先で測定しているものは経皮的動脈血酸素飽和度（SpO₂）．SaO₂もSpO₂も動脈血酸素飽和度を測定しているよ．

SaO₂とSpO₂の違いについてはあとで説明するとして，まずはSaO₂を考えてみましょう．

SaO₂は，動脈血中に含まれる酸素化Hbの割合を測定しています．酸素化Hbということは，O₂と結びついていて，O₂の運搬に関係しているHbの割合を測定していることになります（図12）．したがって，SaO₂が低いと，O₂の運搬量が少ない可能性が出てくるのです．

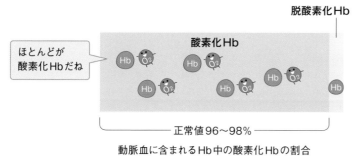

脱酸素化Hb

酸素化Hb

ほとんどが
酸素化Hbだね

正常値96〜98％
動脈血に含まれるHb中の酸素化Hbの割合

SaO₂：動脈血酸素飽和度

- 動脈血中の酸素化Hbの割合
- 直接採血をして測定しているので侵襲的

SpO₂：経皮的動脈血酸素飽和度

- 動脈血中の酸素化Hbの割合
- 経皮的に測定しているので非侵襲的

図12　動脈血に含まれるHb中の酸素化Hbの割合

SaO₂とSpO₂の簡単な特徴はここでまとめている通りで，経皮的に測定するか，動脈血から直接，酸素飽和度を測定するかに違いがあります．

SpO₂＝経皮的の場合，末梢までの血流が悪い状態（ショック）だと，うまく測定できないことがあります．また，マニキュアなどを塗っているとSpO₂は低く出てしまうため，正確な値を得ることができません．

SaO₂は直接採血を行って測定している値なので，正確だけど動脈から採血することになり侵襲的ですので，いつでも測定するわけにはいきません．

そうは言っても，動脈血酸素飽和度は経時的に評価するからこそ意味があります．

酸素投与前後での変化をみたりと，いまの値だけではなくトレンドに意味があるので，簡易的に測定できるSpO₂がふだんから使用されています．

コラム：パルスオキシメーターのしくみ

　酸素化ヘモグロビンは鮮紅色を呈し，脱酸素化ヘモグロビンは，暗赤色を呈しています．そのため動脈血は鮮紅色を，静脈血は暗赤色を呈しているのです．そして酸素化ヘモグロビンは赤外光をよく吸収し，脱酸素化ヘモグロビンは赤色光をよく吸収するという特徴を持っています．パルスオキシメーターはこの特徴を利用し，これら赤色光と赤外光の異なった2種類の波長の光をあて，それぞれの透過率から酸素飽和度を求めています．

　このとき光の透過率の測定は動脈血の酸素飽和度だけでなく，静脈血や組織の値も含めて測定してしまいます．それでは正確に動脈血の酸素飽和度の測定ができないため，静脈血や組織の成分を除去するように工夫がされています．それは，静脈血や組織の容量成分がほとんど変化しないのに対し，動脈血は脈拍に同期して常に変動しているからです．その変化している分だけを検出すれば，動脈血のみの酸素飽和度を知ることができます．

■ パルスオキシメーターの原理

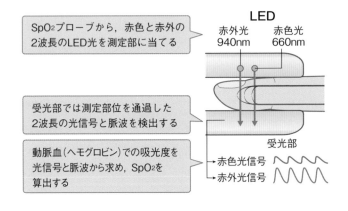

SpO₂プローブから，赤色と赤外の2波長のLED光を測定部に当てる

受光部では測定部位を通過した2波長の光信号と脈波を検出する

動脈血（ヘモグロビン）での吸光度を光信号と脈波から求め，SpO₂を算出する

LED
赤外光 940nm
赤色光 660nm
受光部
→赤色光信号
→赤外光信号

酸素化の指標❹　動脈血酸素含有量：CaO_2

・酸素運搬の要はHb

CaO_2は，動脈血中に含まれるすべての酸素量を合計した値になります（図13）．

ここまで学んできたように，これにはO_2と結合した酸素化Hbと，動脈血中に溶け込んだPaO_2が含まれます．では，この酸素化HbとPaO_2では，どちらのほうがO_2の運搬に重要でしょうか？

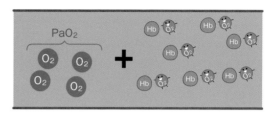

CaO_2：PaO_2とHbを合計するとCaO_2になる.
図13　動脈血酸素含有量（CaO_2）

どちらも重要ですが，とくに重要なのは血液ではなくHbになります．実際は計算式を見たほうがイメージしやすいので，確認していきましょう．先に言っておくと，動脈血中に含まれている酸素量の約98%がHbで，残りの2%が動脈血に含まれています

動脈血酸素含有量（CaO_2）の計算式

$$CaO_2 = Hb \times 1.34 \times SaO_2 + 0.0031 \times PaO_2$$

〈一般的な正常値〉

$Hb = 15g/dL$　　　$SaO_2 = 98\%$　　　$PaO_2 = 100mmHg$

$$CaO_2 = 15 \times 1.34 \times 0.98 + 0.0031 \times 100 = \underset{\substack{Hbに \\ 含まれる}}{19.7} + \underset{PaO_2}{0.31} = 20mL/dL$$

CaO_2は，酸素化HbとPaO_2の合計になります．計算式だけみてもわかりにくいので，一般的な成人の数値を例に計算をしています．

計算した結果，Hbが15g/dL，SaO_2 98%だとしたら19.7mL/dLのO_2を含んでいることになります．そして，PaO_2は残りの0.31mL/dLしかありませんので，差は一目瞭然でしょう．CaO_2のほとんどがHbと結合したO_2によって構成されていることがわかりますね．

❶ PaO_2を増やしてもCaO_2は，そんなに上がらない

酸素化が低下したからといって吸入酸素濃度を増やしても，CaO_2はそれほど増えません．たとえば，PaO_2が2倍の200mmHgに増えたとしても，CaO_2はほとんど増えることはありません．計算の結果をみてもわかる通り，CaO_2は20.32ｍL/dLとほとんど増えません．

$$CaO_2 = 15 \times 1.34 \times 0.98 + 0.0031 \times 200 = 19.7 + 0.62$$
$$= 20.32\text{mL/dL} (\leftarrow 20)$$

❷ SaO_2 が上昇すると，そのぶん CaO_2 が上昇する

ただし，SaO_2 が上昇するとその変化は顕著に数値に反映されます．

たとえば，SaO_2 が88％まで低下したとしましょう．その場合，CaO_2 は18.01mL/dLまで低下することになりますが（①），SaO_2 が98％に上昇すると20mL/dLに上昇します（②）．変化率で考えると約10％の増加です．先ほどの PaO_2 の上昇とは比較にならないくらい上昇します．

$$① CaO_2 = 15 \times 1.34 \times 0.88 + 0.0031 \times 100$$
$$= 17.7 + 0.31 = 18.01\text{mL/dL}$$

$$② CaO_2 = 15 \times 1.34 \times 0.98 + 0.0031 \times 100$$
$$= 19.7 + 0.31 = 20\text{mL/dL}$$

❸ Hb量が増えると，増えたぶんだけ増加する

SaO_2 が上昇すると CaO_2 もかなり増加することがわかりました．しかし，万能ではありません．Hbを運び屋に例えましたが，定員オーバーで運搬することはできません．ということは，いつか限界がくるため，運び屋のHbを増やすほうが理にかなっています．

たとえば，ヘモグロビンが7.5g/dLまで低下したとしましょう．そうすると，SaO_2 や PaO_2 が変化していないにもかかわらず，CaO_2 は10.2mL/dLまで低下します（①）．これが輸血によってHbが11g/dLに増加するだけで，CaO_2 は約40％も増加することになります（②）．

こうして考えると，Hbの量が酸素運搬にとって非常に重要な役割を担っていることがわかります．

$$① CaO_2 = 7.5 \times 1.34 \times 0.98 + 0.0031 \times 100$$
$$= 9.85 + 0.31 = 10.2\text{mL/dL}$$

$$② CaO_2 = 11 \times 1.34 \times 0.98 + 0.0031 \times 100$$
$$= 14.4 + 0.31 = 14.7\text{mL/dL}$$

酸素化の指標❺　乳酸：Lac

- ・O_2の需要に対する供給量を評価する指標
- ・O_2が不足すると乳酸は増加する
- ・乳酸が増加するときは身体の異変を注意深く観察する
- ・Lacの基準範囲：2mmol/L以下

　ここまで血液中に含まれるO_2についてみてきました．乳酸は，そのO_2が末梢組織まできちんと運搬されているか確認する指標になります．末梢組織もO_2を必要としていますが，血圧が低下すると末梢組織までO_2をうまく運ぶことができなくなりますね．そうすると，組織が欲しがっている需要量に比べて供給量が低下することになります．

　乳酸値は，この供給量が需要に見合っているかの指標になるのです．ふだんの生活をしていて，末梢組織までO_2が行き届かないなんてことは起こりません．しかし，何らかの問題が起きるとそうはいきません．

　どうして乳酸が指標になるのでしょうか？　これはエネルギー産生をイメージすると理解できます．グルコース（糖質）を分解してエネルギーを作るとき，必ずO_2が必要です．しかし，身体はO_2が少ない状態でもエネルギーを産生する方法をもっています．O_2を使用して大量のエネルギーを作る方法を「好気性代謝」，O_2を必要としない方法を「嫌気性代謝」とよび，嫌気性代謝の結果，乳酸が産生します．

O_2がなくてもエネルギーを作り出せるなら，別に問題ではないのでは？

嫌気性代謝には2つの問題点がある．
1つは産生できるエネルギー量が少ないこと．もう1つは乳酸そのものがアシドーシスの原因物質になることだよ．
好気性代謝ではATPを34分子作成できるが，嫌気性代謝では2分子しかつくれない．お世辞にも効率がよいとはいえない．

■ATPの産生

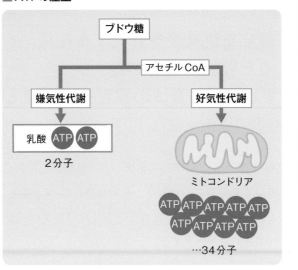

ブドウ糖

アセチルCoA

嫌気性代謝　　　好気性代謝

乳酸 ATP ATP

2分子

ミトコンドリア

ATP ATP ATP ATP ATP
ATP ATP ATP ATP

…34分子

さらに，pHが7.35未満かつ乳酸が5mmol/L以上の場合,「乳酸アシドーシス」とよぶことがあるため，乳酸が増えることで身体の酸塩基平衡が崩れるのも問題.

乳酸が上昇しているとき，末梢組織まで酸素の供給が不足していることが考えられている. 原因を特定して治療を進めないと状態はどんどん悪くなっていくよ. どんな状態が考えられるだろう?

実際の患者さんでは，呼吸状態が悪い人で乳酸値が上昇していた記憶があります. あとは，敗血症?

そうだね. 呼吸不全の患者さんはO_2を取り込む量が低下する. そうすると，末梢組織まで運ばれる量が低下するだろうね.

　敗血症では相対的に循環血液量が減少します．そうすると，末梢までO_2が行き届かない可能性が出てくるため乳酸値が上昇することになります．つまり，Lacは酸素化以外に，末梢循環障害，低血圧，低心拍出症候群などでも上昇します．そのため，乳酸の上昇があるからといって「原因が肺だ」と決めつけないように注意が必要です．

　とくにショックに陥っていないか確認することがとても大事です．ショックは，「血流障害によって重要臓器へのO_2や栄養素の運搬障害が起きている状態」ですね．O_2の運搬障害が起きていることで，Lacは上昇している可能性が高いです．そして，ショックは生命の危機に直結する状態なので，きちんと確認しておく必要があります（表5）．

表5　ショックの分類

血液分布異常性ショック	心原性ショック	血液量減少性ショック	心外閉塞拘束性ショック
・敗血症性ショック ・アナフィラキシー ・中毒（薬物・毒物・輸血・ 　重金属） ・副腎クリーゼ	・心筋症 ・心筋梗塞 ・弁膜症 ・重症不整脈 ・心筋炎など	・出血 ・脱水	・緊張性気胸 ・肺塞栓 ・心タンポナーデ

Memo

酸素化の指標❻　動脈血二酸化炭素分圧：$PaCO_2$

・「換気できているか」を示す指標
・呼吸だけでなく，酸塩基平衡の指標になる
・$PaCO_2$の基準範囲：35 ～ 45mmHg

動脈血二酸化炭素分圧 ($PaCO_2$) は，他の指標とは少し意味合いが違います．

PaO_2からLacまで説明してきましたが，これらは酸素化に関係しています．肺胞でのO_2の取り込みから末梢組織の一つひとつの細胞まで，きちんとO_2が行き届いているかをチェックする指標になります．そう考えると，どこにも$PaCO_2$は関係していないことになりますね．

そうです．酸素化を考えるときは，基本的に$PaCO_2$のことは考えなくてよいのです．では，CO_2は何の指標でしょうか？

結論をいうと，PaO_2は①換気と②酸塩基平衡の評価指標になります．

❶ $PaCO_2$は換気の指標

肺胞まで十分な空気が送り込まれない場合，$PaCO_2$が上昇することは肺胞低換気 (p.23) で説明しましたね．CO_2はとても拡散しやすい物質なので，拡散障害などでは$PaCO_2$が上昇することは少ないのですが，換気量が低下し肺胞への空気の出入りが減ってしまうとそうはいきません．換気量が減ると肺胞の二酸化炭素分圧が上昇してしまうため，$PaCO_2$も上昇してしまいます．

一方で，過換気などで換気量が増加すると，CO_2の体外への流出量が増加するため，$PaCO_2$は減少します．

したがって，「$PaCO_2$は換気能を評価する指標」ということになります．そう考えると，酸素化とは分けて考えたほうがわかりやすいので，ここで説明します．

❷ $PaCO_2$が酸塩基平衡の指標

簡単に説明すると，CO_2はエネルギー産生で代謝産物として生成される酸の一種になります．体内に蓄積すると体内が酸性に傾いてしまい，酸塩基平衡の異常が起きてしまいます．

そのため，肺から体外に排出することで酸塩基平衡を保っています．そのため，$PaCO_2$は酸塩基平衡の指標にもなるのです．

「酸素化の評価」のおさらい

ここで，酸素化のおさらいをしておきましょう．患者さんのデータ（右表）を見てどうでしょう．血液ガス分析のデータをみながら酸素化が維持できているか考えてみよう．

■ 血液ガス分析データの例

項目	測定値
pH	7.410
$PaCO_2$	43.1mmHg
PaO_2	95mmHg
SaO_2	97%
HCO_3^-	24mEq/L
BE	0mEq/L
Hb	10.6mg/dL
Hct	40.8%
Lac	2.2mmol/L

PaO_2 は95mmHgなので正常値＝血液に溶けている酸素量は問題なさそう．SaO_2 も97％なので正常値です．
だけど，Lacは2.2mmol/Lと増えている気がします．Lacが上昇しているので，末梢の細胞まで酸素が行き届いていないように思いますが，酸素のデータは正常値なので原因がわかりません．

もう1つ，チェックする項目があったね．Hbはどうかな？
10.6g/dLと正常値よりも低いね．
動脈血酸素含有量（CaO_2）を計算すると，14.1mL/dLと低下していることがわかるので，Hbが低下したことによって，酸素運搬量が低下している可能性があります．一つひとつのデータを順序よくみていくと，患者さんの異変に気づくことができると思います．

$$CaO_2 = 10.6 \times 1.34 \times 0.97 + 0.0031 \times 95 = 14.1mL/dL$$

正常値（20mL/dL）

酸素化能を評価する極意

① ガス交換障害の有無を確認：SaO_2・PaO_2

② 酸素運搬能力を確認：Hb

③ 症例によって，ヘモグロビン分画（COHb，MetHb）もチェックする
（火事現場やNO療法などでは異常になる場合がある）

④ 酸素の需要と供給バランスを確認：Lac

---

3 酸塩基平衡の評価

　　血液ガス分析を制するには，まず呼吸．

　ということで，ここまでは呼吸をメインに解説してきました．そのおかげで，呼吸のことは大体わかってきたと思います．血液ガス分析はたくさんの指標があって悩むからこそ，呼吸だけを取り上げてきました．

　ここからは，いよいよ「酸塩基平衡」について解説していきます．酸塩基平衡を読めるようになるには，ちょっとしたコツや考え方をもっていると，マスターするスピードは数倍に上がるはずです！

酸塩基平衡とは？

・人は生きているだけで「酸性」になる
・酸塩基平衡は，酸の産生と排出のバランスを調整すること

　酸塩基平衡を学んでいく前に，「人が活動するときに必要なエネルギー」について考えてみましょう．人が元気に活動していくにはエネルギーが必要になりますね．細胞内外でのイオン物質の交換（能動輸送）から，筋肉の収縮や頭で考えごとをするときもエネルギーは使用されます．

　このエネルギーがつくられる工程で，ブドウ糖（グルコース）と酸素を使って，ATPが作られるのでしたね．好気性代謝の場合，ブドウ糖を分解してADPからATPをつくるときに酸素が必

要になります．酸素がないときは嫌気性代謝が行われることも勉強しましたね．

ポイントは好気性代謝のなかで，ブドウ糖が分解されて何が産生されるかです．何が産生されるかというと，二酸化炭素 (CO_2) と水素イオン (H^+) が産生されます．

ただし，H^+ は酸素イオン (O_2^-) と反応することで水 (H_2O) に変換されるため，CO_2 と H_2O が6分子ずつ産生されることになります．ここで注目するのはブドウ糖を分解してエネルギーを産生した結果，酸性物質の二酸化炭素 (CO_2) と水素イオン (H^+) が産生されるということです．

つまり，ヒトは生きているだけで「酸性」になるのです．ブドウ糖などを代謝してエネルギーを作って活動するときに，必ず酸性物質を産生します（図14）．それが溜まるとすぐに酸性に傾くため，溜まった酸性物質を身体の外に出して，pHを7.35〜7.45に保つことがとても重要になります．

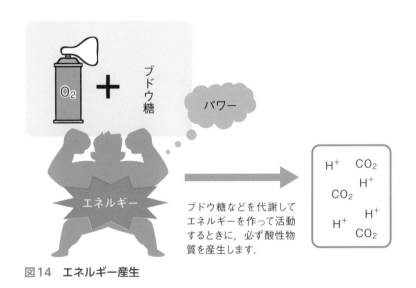

図14　エネルギー産生

ブドウ糖などを代謝してエネルギーを作って活動するときに，必ず酸性物質を産生します．

溜まった酸を排出する方法はイメージできるかな？

CO_2 は呼吸で排出！　H^+ は？　腎臓から尿に混ぜて排泄？

どちらも正解！　CO_2→呼吸で排出
H^+→腎臓で排泄

CO$_2$の排出

CO$_2$は肺から排出できます．肺から排出できる酸のことを揮発性酸 (volatile acid) といいます (表6).

Ⅱ型呼吸不全かどうかを確認するときに，PaCO$_2$ (動脈血二酸化炭素分圧) を確認しましたね．CO$_2$は呼吸状態，とくに換気能のチェックのときにも使用しますし，酸塩基平衡のときにも確認する項目でしたね．

CO$_2$が蓄積する原因の多くは，主に肺胞低換気で生じます．肺胞換気量が維持できていると，CO$_2$は蓄積することはありません．しかし，肺胞換気量が低下すると酸性物質のCO$_2$が蓄積し，酸性に傾くことになります．

したがって，呼吸と酸塩基平衡に関係していることがわかるのです．

表6　酸の分類

揮発性酸 （volatile acid）	CO$_2$
不揮発性酸 （non-volatile acid）	H$^+$，乳酸，ケト酸，硫酸，リン酸

※乳酸：糖質から産生
※ケト酸：脂質から産生
※リン酸：蛋白質から産生

H$^+$の排泄

H$^+$は腎臓から排泄されます (図15)．H$^+$は肺から排出できないので，不揮発性酸 (non-volatile acid) に分類されます．ちなみに，糖質が代謝される過程で産生される乳酸，脂質から産生されるケト酸や蛋白質から産生される硫酸，リン酸なども，この不揮発性酸に含まれます (表6).

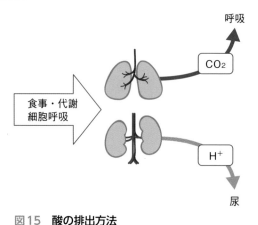

図15　酸の排出方法

ヒトは生きているだけで酸が産生され，身体に溜まってしまいます．酸は身体に溜まりすぎても，排出されて少なくなりすぎても身体にとってよくないため，適正な量で維持されていることが身体にとって，とても重要になります（図16）．

これから酸塩基平衡について学んでいきますが，酸塩基平衡は「酸の産生と排出のバランスが適切かをみていくこと」なのです．そして，酸性物質の産生は勝手に行われていくので，酸性物質をどう捨てていくかが酸塩基平衡を理解するための重要ポイントです！

身体を大きなコップに例えると，酸性物質はコップの中にどんどん溜まっていく，溜まりすぎると身体の中は酸性に傾き，逆に減りすぎるとアルカリ性に傾きます．

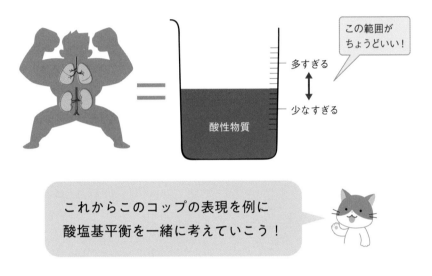

図16　身体に蓄積した酸の合計　　　　　文献7）を参考に作成

pH：ピーエッチ

- pHは，水素イオン（H⁺）の濃度を示したもの
- 血液ガス分析では「血液の酸性度」を数値化したもの
- pHの基準値 $7.35 \leq pH \leq 7.45$

pHは酸塩基平衡で重要な指標です．pHとは，水溶液中の水素イオン（H⁺）の濃度を示したものです．少しわかりにくいかもしれないので，血液の酸性度を数値化したものと考えたほうがいいかもしれませんね．正常値は $7.35 \leq pH \leq 7.45$ の範囲に含まれているから覚えておきましょう．7.35未満を「酸性血症」，7.46以上を「アルカリ性血症」というのは大丈夫ですね．

pHを「ペーハー」とよぶのはドイツ語読み．現在は，英語表記の「ピーエッチ」とよびます．

じゃあ，酸性物質が増えたり減ったりするとどうなる？
ここでは，酸性物質が多いとき，少ないとき，どうなる
かを学んでいこう．

アシデミアとアルカレミア

血液の酸性度をチェックして，酸性度の高い状態（酸性に傾いている状態）をアシデミア（酸性血症），酸性度の低い状態（アルカリ性に傾いている状態）をアルカレミア（アルカリ性血症）と分類しています（図17）．

なぜ血液の酸性度を確認するかというと，血液が正常から酸性に傾くと，生命活動に影響がでてきてしまうからです．そのため，pHで血液の状態を確認することが重要なのです．

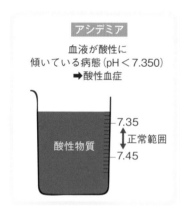
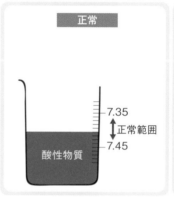
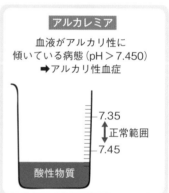

図17　アシデミアとアルカレミア

文献7）を参考に作成

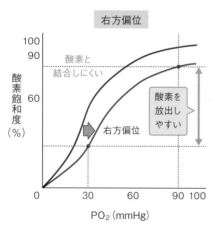
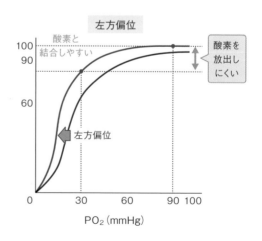

図18　酸素解離曲線

	7.35以上	7.35～7.45	7.45以上

pH

アシデミア：酸性血症	
心血管	・心収縮力障害　・末梢動脈拡張 ・カテコラミン反応低下 ・致死性不整脈
代謝	・インスリン抵抗性 ・代謝阻害による高血糖 ・高 K 血症　・ATP 合成抑制
神経	・グリア細胞の腫脹や細胞機能障害による昏睡や知覚鈍麻
呼吸器	・気管支平滑筋の弛緩 ・換気促進 ・酸素化ヘモグロビン解離の増加（酸素化解離曲線右方移動）

アルカレミア：アルカリ性血症	
心血管	・末梢動脈収縮
代謝	・低 K 血症，低 Mg 血症
神経	・テタニー ・痙攣発作
呼吸器	・酸素化ヘモグロビン解離の減少（酸素化解離曲線左方移動）

図19　酸塩基平衡異常が引き起こす人体への影響

現場では，呼吸性アシドーシスやアルカローシスという言葉をよく使います．アシドーシスとアシデミアは違うってことですか？

いいところに気づいたね！　結論からいうと，アシデミアとアシドーシスは必ずしも一緒とは限らないよ．この用語には悩むと思うから，きちんとまとめておこう．

アシデミア：酸性血症（pH＜7.350）

　アシデミアは血液中のpHが7.350より下回ったことで，血液が酸性に傾いた状態を指します．血液が酸性に傾くということは，酸性物質のCO_2やH^+が蓄積したことで起こります．ちなみに，アシドーシスは，血液を酸性に傾ける病態のことです．つまり，血液中に酸性物質が増加する病態があることを示しています．

　酸性物質のCO_2が蓄積する場合を「呼吸性アシドーシス」といいますが，「呼吸で排出できるはずのCO_2が蓄積していますよ」ということを示しています．

　腎臓で排泄するH^+の場合は，「代謝性アシドーシス」といいます．ちなみに，両方起きていることは「混合性アシドーシス」といいます．

CO₂が蓄積している（＝呼吸性アシドーシスがある）ものの，pHが正常ということもあります．結局，アシドーシスとアシデミアは，「要因と結果」という関係性にあることを覚えておくとよいでしょう．酸性物質が増えること（アシドーシス）で，結果的に血液がアシデミアになる，という具合です．

アルカレミア：アルカリ性血症（pH＞7.450）

アルカレミアは血液中のpHが7.450を上回ったことで，血液がアルカリ性に傾いた状態を指しますので，アシデミアとは反対に酸性物質が減少したことで起きる状態です．

アルカローシスもアシドーシスと同じで混同しやすい用語になりますが，アルカローシスは血液をアルカリ性に傾ける病態のことです．つまり血液中に酸性物質を減少させる病態があることを示しています．

酸塩基平衡の人体への影響

では，血液が酸性・アルカリ性に傾いたらどうなるでしょう．ここまでして身体が酸性物質を捨ててpHを7.35〜7.45に保つ理由は，酸塩基平衡が崩れたら一大事になるからです．

アシデミアになると心収縮力が低下します．心臓も，心筋が収縮することによって動いているのはわかりますね．筋肉が収縮するとき，Ca^{2+}が反応することで心筋は収縮することになりますが，アシデミアになると心筋のCa^{2+}に対する感受性が低下することになります．たとえば，Ca^{2+}が3個あれば心筋が100％収縮していたところが，6個ないと100％収縮してくれなくなります．そうすると，いつもと同じCa^{2+}が3個では50％しか心筋が収縮してくれなくなる，つまり心収縮力が低下することになります．また，アシデミアでは高カリウム（K）血症も起こります．これは血液中に増えてしまったH^+が細胞内に取り込まれた結果，細胞内にあるK^+が細胞外（血液中）に排出されることによって生じます．

このように，アシデミア・アルカレミアによって，さまざまな影響が身体に生じることがわかります．とくに問題となるのは，アシデミアの病態なのはみてわかるとおりですね（図19）．

アシドーシス，アルカローシス

アシドーシス・アルカローシスの病態

　ここからアシドーシス，アルカローシスについてみていきましょう（図20）.

　酸性物質が蓄積している状態を「アシドーシス」，酸性物質が減少している状態を「アルカローシス」というのでしたね.

　アシドーシスを例とすると，アシドーシスで酸性物質が蓄積する原因には，

①呼吸性アシドーシス

②代謝性アシドーシス

③混合性アシドーシス

の3種類の病的な状態があります.

　一方で，生理的な変化として，代償性アシドーシスというのもあります. これは酸塩基平衡を保つために，身体がわざとアシドーシスの状態をつくっています. この生理学的代償作用によって起きるものが，「代償性アシドーシス」です. 代償というのは，「肩代わりすること」. 腎臓の機能が悪くて酸塩基平衡が維持できないとき，呼吸がそれをサポートすることを「代償」といいます！　代償はp.64で解説します.

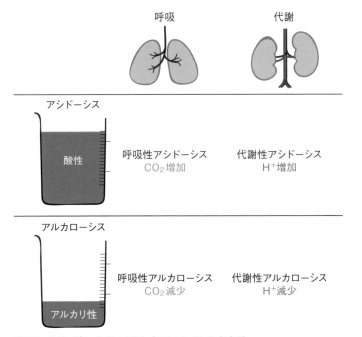

呼吸　　　　　代謝

アシドーシス

酸性

呼吸性アシドーシス　　　代謝性アシドーシス
CO_2増加　　　　　　　H^+増加

アルカローシス

アルカリ性

呼吸性アルカローシス　　代謝性アルカローシス
CO_2減少　　　　　　　H^+減少

アシドーシスとアルカローシスのポイントは，CO_2もH^+アシドーシスは増加，アルカローシスは減少と覚えておこう.

図20　アシドーシス・アルカローシスのまとめ

呼吸性アシドーシス　PaCO₂＞45mmHg

・呼吸性アシドーシスは，CO₂が増加すること
・CO₂が溜まる原因は肺胞低換気

　呼吸性アシドーシスは，呼吸性（肺）に排出される酸性物質（CO₂）がうまく排出されず，増加した状態です（図21）．つまり，血液中のPaCO₂が増加した状態を指します.

　CO₂が蓄積した場合，身体は排出しようと換気量を増やしたり呼吸回数を増やしたりと調整します．その調整がうまく働かない場合，血液は酸性に傾いてアシデミアになるため，呼吸性アシドーシスがアシデミアの原因になるのです.

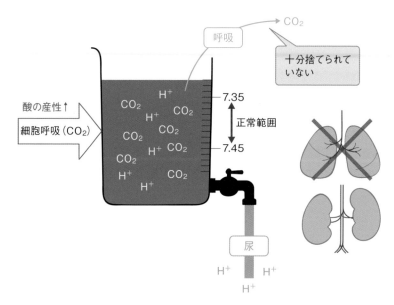

図21　呼吸性アシドーシス　　　　　　　　　　　文献7）を参考に作成

　CO₂が蓄積する原因は，低換気に起因することがほとんどです．つまり，「肺胞低換気」によるものです．そのため，肺胞低換気になる原因が呼吸性アシドーシスの原因になることが多いのです.

　肺胞換気量が低下するものとしては，急性期ではARDSやCOPDの急性増悪があります．ほかには，意識レベルの低下や鎮静薬による過鎮静でも生じます．鎮静薬などは呼吸中枢，つまり呼吸運動をコントロールしている司令塔の動きを鈍らせることになります．呼吸中枢が影響しているということは，肺以外の問題が呼吸性アシドーシスに関係していることがわかります.

　こうして，肺胞低換気がCO₂の蓄積に関係していることがわかれば，呼吸性アシドーシスとの関係もつながってきますね.

呼吸性アルカローシス　$PaCO_2 < 45mmHg$

・呼吸性アルカローシスは，CO_2が減少すること
・CO_2が減少する原因は換気量の増加や呼吸回数の増加

　呼吸性アルカローシスは，呼吸性（肺）に酸性物質（CO_2）が減少した状態です（図22）．つまり，血液中の$PaCO_2$が減少した状態を指しています．CO_2が減少するかどうかは，換気量と呼吸回数で決まります．呼吸性アルカローシスの場合，血中の$PaCO_2$が減少することで血液がアルカリ性に傾いてアルカレミアになります．

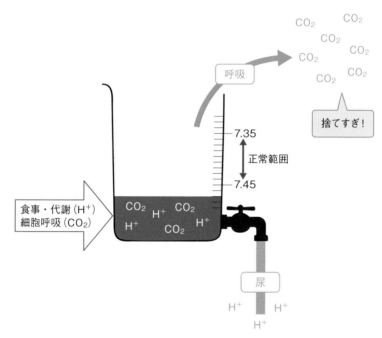

図22　呼吸性アルカローシス　　　　　　　　　　　　文献7）を参考に作成

CO_2が減少する原因はなんだろう？

呼気の中に，CO_2は含まれています．CO_2はO_2に比べて排出されやすいため，呼吸回数が増加したときにCO_2の排出量が増加すると思います．
そういえば，緊張しやすくて，不安で過呼吸になっていた患者さんがいました！

そのとおり.

CO_2 の排出が促進された場合，血中の CO_2 が減少するよね．CO_2 は換気量と呼吸回数で調節されているから，頻呼吸や換気量の増加によって CO_2 の排出量は増加するね．過換気症候群は過呼吸状態になることで血中の CO_2 が減少することが知られている．

あとは，アスピリン中毒などの薬物中毒もあげられる．アスピリン中毒の場合，細胞呼吸が障害されるため，それに対応するために過呼吸が生じることがある．

呼吸性アルカローシスの場合，低酸素血症に陥っていないかも合わせてみていくことが重要になるよ．

「代謝性」を考えるときに押さえておくべき2つの指標 重炭酸イオン(HCO_3^-)，過剰塩基(base excess：BE)

- 重炭酸イオン(HCO_3^-)は H^+ と結合して中和させる
- 過剰塩基(BE)は塩基性物質が過剰に増加しているかを判断する指標

H^+ は腎臓から排出される仕組みになっています．追加すると，H^+ は他の物質と結合して水分子 (H_2O) につくり変えられます．つまり，水分子になることで H^+ は中和されます．この H^+ と結合することで中和する物質を「塩基」といいます (表7).

表7　酸性物質と塩基 (緩衝物質)

酸性物質		塩基 （緩衝物質）
呼吸性に増減	代謝性に増減	酸を中和する
CO_2 二酸化炭素	H^+ 水素イオン	HCO_3^- 重炭酸イオン
代謝で産生される副産物		

H^+やCO_2は血液を酸性に傾ける酸性物質でした. その酸と結合してアルカリ性に引き戻す役割をしているため, 塩基は別の言い方で「緩衝物質」ともよばれます. この緩衝物質の代表格が, これから説明する「重炭酸イオン (HCO_3^-)」になります. ちなみに復習. 水素イオン (H^+) は腎臓から排泄されるのでしたね.

重炭酸イオン (HCO_3^-): 基準値 22～26mEq/L

重炭酸イオン (HCO_3^-) は, H^+と反応して中和する物質「塩基」の1つになります. 陰イオンの中でCl^-の次に多い陰イオンで, H^+と結合することで炭酸 (H_2CO_3) に変化します. 炭酸は肺に移動するとCO_2とH_2Oに分解されるため, CO_2として酸性物質を外に放出することになります. そして, 炭酸は腎臓でHCO_3^-とH^+に分解されることで, H^+だけが尿中に排泄されます. 尿中に排泄されたHCO_3^-は近位尿細管で再吸収されるため, また血中でH^+と結合することができます.

HCO_3^-によって酸性物質が排泄される流れを, 「炭酸—重炭酸緩衝系」といいます (図23).

こうしてみると, 「HCO_3^-」がH^+やCO_2の排出にとても重要な役割を担っていることがわかると思います.

H⁺が確認できれば, HCO_3^-はみなくていいと思う？

血液ガス分析にH^+の項目ってないですよね？

いいところに気がついたね. そうなんだ. わざわざHCO_3^-を説明した理由がその疑問にあるんだ. H^+はと～っても微量で, 36～44nmol/L程度しかない. そして, その調整範囲もとても狭いため, 血液ガス分析ではH^+の代用としてpHを使用している. しかし, pHは血液の酸性度をみているだけで, H^+の量測定しているわけではない. だから, pHだけではH^+が排泄できているか確認することはできないんだ. そのため, H^+と反応するHCO_3^-を評価することで, H^+がうまく排泄できているか推測しているんだ. H^+の排泄を考えるときは, 必ずHCO_3^-をみる理由はこれなんだよ.

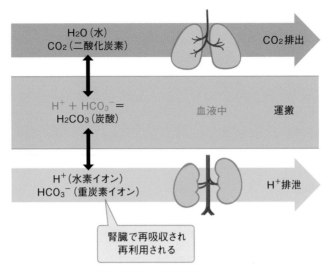

図23　HCO_3^-の変化（炭酸―重炭酸緩衝系）

過剰塩基（BE）：基準値± 2mEq/L

　緩衝物質のことは先述しました。酸性物質と結合して中和させる役割をもつ物質のことでしたね。HCO_3^-が代表的なものと説明しましたが、これ以外に血漿蛋白質など、他の物質も含まれます。そのHCO_3^-や蛋白質など塩基性物質が血中に過剰に増加しているかどうか評価する指標がBEになります。

　つまり、アシデミアになる場合、塩基性物質が酸塩基平衡を保つために消費されています。そのため、消費されるのでBEの値はマイナス（－）に傾きます。一方で、アルカレミアの場合、塩基性物質が余っている（＝過剰になっている）から、BEはプラス（＋）に傾くことになるのです。

代謝性アシドーシス

・HCO_3^-＜22mEq/L
・BE≦－2mEq/L
・代謝性アシドーシスはH^+が増加すること
・血液ガス分析では、HCO_3^-の減少で見分ける

　HCO_3^-や過剰塩基を学んだところで、次は代謝性アシドーシス・アルカローシスをみていきましょう。

　まずは代謝性アシドーシス（図24）。代謝性アシドーシスは、代謝性（腎臓）に排泄される酸性物質がうまく排泄されず、増加した状態ですね。つまり、血液中のH^+が増加した状態になります。H^+の血中濃度はpHで表現されますが、その値ではわかりにくいため、重炭酸イオン（HCO_3^-）や過剰塩基（BE）が指標として登場します。

　慣れていないと混乱してしまうので，復習を兼ねて説明すると，HCO_3^-はH^+と反応して中和する物質「塩基」の1つでしたね．血中にH^+が増加すると，HCO_3^-を使用して中和しようとするため，HCO_3^-は消費されて減少することになります．過剰塩基（BE）は，HCO_3^-や血漿蛋白質などの塩基性物質が過剰に増加しているかを判断する指標でしたね．H^+が増加しているということは，HCO_3^-以外の塩基性物質も消費されているはずなので，BEも減少することになります．

> まとめると，代謝性アシドーシスは，HCO_3^-が22mEq/L未満またはBEが－2mEq/L以下の状態を指す．pHだけで判断できないから，消費される塩基性物質で判断をしないといけないことになる．

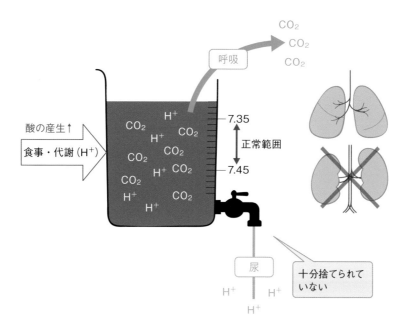

図24　代謝性アシドーシス　　　　　　　文献7）を参考に作成

代謝性アシドーシスの原因

・基準値：AG（anion gap）＝12±2mEq/L

　代謝性アシドーシスの場合，もう1つ確認しないといけない値があります．それがアニオンギャップ（anion gap：AG）という指標です．代謝性アシドーシスだと確認しただけでは原因に

迫ることがむずかしいのですが，このAGを確認することで，どんな病態によって代謝性アシドーシスが起こっているのか，疾患を絞ることができます．まずは，「血液中の陽イオンと陰イオンは同じ量存在する」ということを前提知識としてもってください（図25）．

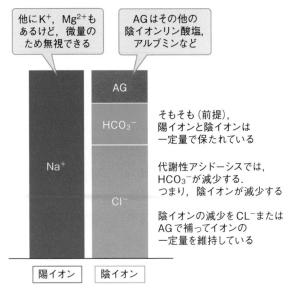

図25 陽イオンと陰イオンは同じ量

次に，血液中に含まれている主な陽イオンはNa$^+$ですね．そして，陰イオンはCl$^-$，HCO$_3^-$，その他の陰イオンになります．この陰イオン全体からCl$^-$とHCO$_3^-$を除いた"その他の陰イオン"をアニオンギャップ（AG）とよんでいます．

なぜわざわざ「アニオンギャップ（AG）」とよぶかというと，血液ガス分析ではその他の陰イオンに含まれる物質を測定することができないため，まとめて「アニオンギャップ（AG）」とよんでいるのです．ちなみに，その他の陰イオンには，リン酸塩，硝酸塩やアルブミンなど血中で陰イオン化するものも含まれています．

陽イオンと陰イオンは常に一定量で保たれているなかで，代謝性アシドーシスになるとどうなるでしょうか？　代謝性アシドーシスになると，HCO$_3^-$は消費されて減少します．その減少した部分を埋めてあげないと，陽イオンのほうが量が多くなってしまいます．そのため，減った分を他の陰イオンで補う必要が出てきます．このとき，Cl$^-$が上昇する場合と，AG，つまり他の陰イオンが増えて調整する場合が出てきます．

Cl$^-$が増えることで調整をはかっているものは，AG正常型代謝性アシドーシスに分類されます．そして，AGが増加することで調整するものが，AG上昇型代謝性アシドーシスになります（図26）．

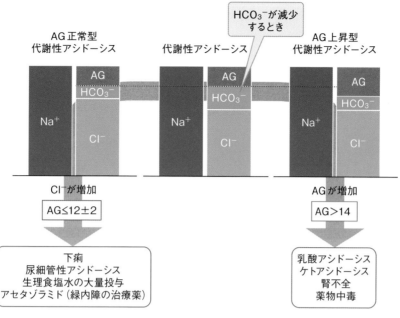

図26　代謝性アシドーシスの分類

AGとは「測定できない陰イオンの集合」のこと．HCO_3^-
（陰イオン）が減った分，他の陰イオンで補っているから，
補っているものを確認すると原因がみえてくるね．

AGを計算してみる

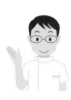

AGを求めるには，陽イオンからHCO_3^-とCl^-を引いたらAGが出てくるよ．基準値は12±2mEq/Lだから，AG上昇型ではAGは14よりも高くなることになる．また，AG正常型の場合は基準値（10〜14）以下で収まるはずだよ．

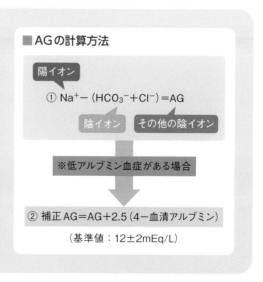

■AGの計算方法

陽イオン

① $Na^+ - (HCO_3^- + Cl^-) = AG$

陰イオン　　その他の陰イオン

※低アルブミン血症がある場合

② 補正AG＝AG＋2.5（4−血清アルブミン）

（基準値：12±2mEq/L）

低アルブミン血症のときは要注意

AGを評価するときに，もう1つ注意しないといけない点を確認しておきましょう．

それはアルブミン値．アルブミンは血中に多く含まれる蛋白質の一種で，陰イオンの役割も果たしています．陰イオンの役割をもつアルブミンが低下したときは，どのような問題が生じるでしょうか？

それは低アルブミン血症の場合，アルブミンが低い分，AGが少なく見積もられてしまうことです．つまり，本当はAG上昇型代謝性アシドーシスにもかかわらず，アルブミン値が低いせいでAG正常型代謝性アシドーシスと間違って計算されてしまうことになります．そのため，低アルブミン血症がある場合は，アルブミンが普通だったらどうだろう？　と考える量を足した形でAGを計算します．それが補正AGになります．

実際にどうなるか，計算してみましょう．

$Na^+ = 134mEq/L$，$Cl^- = 99mEq/L$，
$HCO_3^- = 24mEq/L$，$Alb = 2g/dL$
$AG = 134 - (99 + 24) = 11mEq/L$
これだと，「AG正常型代謝性アシドーシス」になるけど，補正AGを計算してみると，
補正$AG = 11 + 2.5 \times (4 - 2) = 16mEq/L$

補正AGは16mEq/Lになります．つまりAGが上昇していることになります．こうやって計算していくと，AG上昇型代謝性アシドーシスとなりますね．

補正HCO_3^-：隠れた酸塩基平衡異常を評価する

代謝性アシドーシスのときに，もう1つ確認しておきたい項目があります．それは「補正HCO_3^-」というもので，隠れた酸塩基平衡異常がないか確認する項目です．とくにAG上昇型代謝性アシドーシスの場合に，他の酸塩基平衡異常が起きていないか評価するときに使われます．

どうして，AG上昇型代謝性アシドーシスだけなのですか？

AG上昇型代謝性アシドーシスの場合，増えてしまったAGに着目しがちなんだけど，実はその影で，HCO_3^-も密かに増加していたとか，HCO_3^-が低下していたってことがあるんだ．なので，AG上昇の影に隠れたHCO_3^-の変化をみつけ出すために，補正HCO_3^-を計算する．

どうやって見つけ出すかというと，AG上昇の影に隠れてHCO_3^-の変化がわかりにくくなっているので，「AG上昇をなかったこと」にする．つまり，AG上昇型代謝性アシドーシスを治療して正常に戻すと，HCO_3^-の変化だけがみえてくるってワザになるんだ．

■ 目立つAGの変化

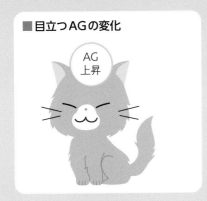

AG
上昇

■ 隠れた HCO_3^- の変化

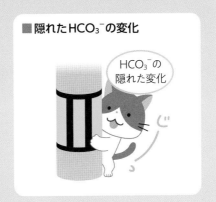

HCO_3^- の
隠れた変化

陽イオン（Na^+）と陰イオン（Cl^-，HCO_3^-，AG）は，釣り合いが取れているのでしたね．AG上昇型代謝性アシドーシスの場合，HCO_3^-が減少します．そのHCO_3^-が減少した分は，AGが増加することで陽イオンと陰イオンの釣り合いを取っています．つまり，AGの増加した量とHCO_3^-の減少した量は，本来イコールになるはずです．

したがって，AGの増加した量をHCO_3^-に足すと，HCO_3^-は正常値に戻ることになります．しかし，HCO_3^-が別の要因で増えていたり，減っていたりすると正常値には戻らないことがあります．この場合，他にHCO_3^-を変化させる病態があることが明らかになります．

以上のように，AGが上昇した分でHCO_3^-を補正するので，「補正HCO_3^-」とよばれているのです．

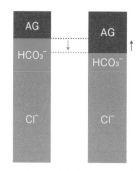

> AG上昇型代謝性アシドーシス
> 単独の病態だったら,
>
> HCO₃⁻が減った量↓とAGが増えた量↑は,
> 同じになる（はず）！

図27　AG上昇型代謝性アシドーシス単独の病態の場合

　では，AGの増えた量を計算してみましょう．AGの増えた量は，変化量を示す⊿（デルタ）で示します．⊿AGはAGの実測値から12（AGの基準値）を引きます．

①⊿AG＝実測AG－12（正常AG）

　これで，AG上昇型代謝性アシドーシスのとき，AGが基準値からどれぐらい増えたか計算できます．次に，AG上昇型代謝性アシドーシスが治ったら，HCO₃⁻はどれぐらいなのか計算します．HCO₃⁻が減った分＝AGが増えた分なので，実測値のHCO₃⁻に⊿AGを足すことで計算できますね．このときの値が補正HCO₃⁻です．

②補正HCO₃⁻＝実測HCO₃⁻＋⊿AG

②に①を代入すると，②'の1つの式に変換できる．

②'補正HCO₃⁻＝実測HCO₃⁻＋（実測AG－12）

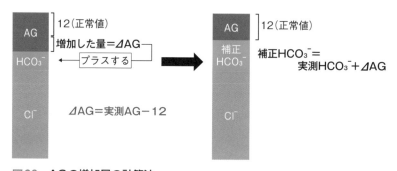

図28　AGの増加量の計算法

> これでAG上昇型代謝性アシドーシスが治ったときの，
> 補正HCO₃⁻が計算できたね．

では，補正HCO₃⁻を評価してみよう．

補正HCO₃⁻ = 24 ～ 26 の場合

HCO₃⁻の減少した量とAGの増加した量は，本来イコールだったね．なので，補正HCO₃⁻が24 ～ 26の場合（ちょっと幅があります）は，他の酸塩基平衡異常は合併していないことになる．なぜなら，HCO₃⁻の基準値は24mEq/Lなので，純粋にHCO₃⁻の減少した量とAGの増加した量がイコールということになるんだ．

補正HCO₃⁻ > 26 の場合

では，補正HCO₃⁻が26より高いときはどうだろうか？　この場合，HCO₃⁻を増やす病態が隠れていることになる．つまり「代謝性アルカローシス」を合併しているってことになるんだ．
AG上昇型代謝性アシドーシスでは，AGが増加してHCO₃⁻が減少しているので，HCO₃⁻を増加させる病態が潜んでいるなんて，誰も見抜けないよね！　こうやって，AG上昇型代謝性アシドーシスを治すと隠れていた「代謝性アルカローシス」がみえてくる．

補正HCO₃⁻ < 24 の場合

その逆を考えてみよう．補正HCO₃⁻が24未満のときはどうだろうか？　今度はHCO₃⁻が少ないことをイメージする．このとき，さらにHCO₃⁻を減らす病態が隠れていることになる．つまり「AG正常型代謝性アシドーシス」を合併していることになる．
AG正常型代謝性アシドーシスの場合は，HCO₃⁻の代わりにCl⁻が増加するんだったね．AG上昇型代謝性アシドーシスによって，HCO₃⁻が減った分AGが増加する．さらに，HCO₃⁻が減った分Cl⁻が増加することになるんだ．なので，AG上昇型代謝性アシドーシスを治すと，AG上昇型代謝性アシドーシスでは説明できない，さらなるHCO₃⁻の減少が明らかとなって，隠れていた「AG正常型代謝性アシドーシス」がみえてくる．

長々と説明してしまいましたが，補正HCO₃⁻が26より高い場合は「代謝性アルカローシスを合併」，補正HCO₃⁻が24～26の場合は「他の酸塩基平衡異常の合併なし」，補正HCO₃⁻が24未満の場合は「AG正常型代謝性アシドーシスを合併」していることになります．

　ちなみに，低アルブミン血症のとき，補正AGを計算しましたね．補正HCO₃⁻を計算するときも補正AGを使うようにしましょう．

表8　補正HCO₃⁻でわかる酸塩基平衡異常の合併

補正HCO₃⁻（mEq/L）	隠れた酸塩基平衡異常の合併
＜24	AG正常型代謝性アシドーシスの合併
24～26	合併なし
＞26	代謝性アルカローシス

文献9）より引用

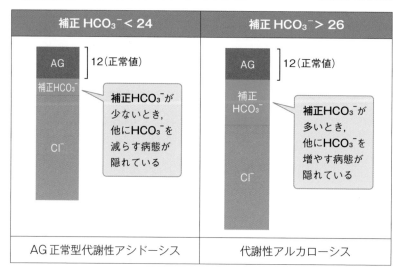

- **補正HCO₃⁻は，アニオン・ギャップ（AG）上昇型代謝性アシドーシスに隠れた酸塩基平衡異常を見つけ出す**
- **補正HCO₃⁻が，26mEq/Lより高いと代謝性アルカローシスを合併している**
- **補正HCO₃⁻が，24mEq/L未満だとAG正常型代謝性アシドーシスを合併している**

参考 ⊿AG/⊿HCO₃⁻でわかる酸塩基平衡異常の合併

　海外では，AGの正常値からの変化量（⊿AG）とHCO₃⁻の正常値からの変化量（⊿HCO₃⁻）から計算する方法もあります．これも考え方は同じでHCO₃⁻の変化量とAGの変化量は同じになることが前提になっているので，⊿AG/⊿HCO₃⁻は1が正常になります．しかし，⊿AGと⊿HCO₃⁻が異なってくると数値がずれてくるため，他の酸塩基平衡異常を合併していることを示唆することになるのです．

■ ⊿AG/⊿HCO₃⁻でわかる酸塩基平衡異常の合併

⊿AG/⊿HCO₃⁻	隠れた酸塩基平衡異常の合併
0.8〜2	合併なし
< 0.8	AG正常型代謝性アシドーシス
> 2	代謝性アルカローシスの合併

文献10）を参考に作成

代謝性アルカローシス

・$HCO_3^- > 26mEq/L$
・$BE \geq +2mEq/L$

　代謝性アルカローシスは，代謝性（腎臓）に酸性物質（H^+）がたくさん排泄されて，減少した状態になります（図29）．つまり，血液中のH^+が減少した状態です．H^+の血中濃度はpHで表現されますが，その値ではわかりにくいため，重炭酸イオンや過剰塩基を確認するのでしたね．

　重炭酸イオン（HCO₃⁻）や過剰塩基（BE）をみる理由は大丈夫ですか？　代謝性アルカローシスの場合，血中のH^+は減少します．H^+を中和するためにHCO₃⁻は使用されますが，H^+が少ないので余ってしまいます．そして，過剰塩基（BE）も増えることになります．

　まとめると，代謝性アルカローシスはHCO₃⁻が26mEq/Lより高い，またはBEが＋2mEq/L以上の状態を指します．

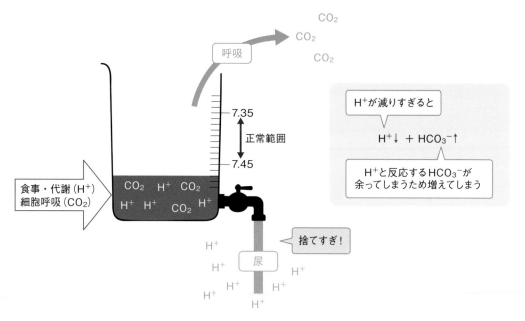

図29　代謝性アルカローシス

文献 7）を参考に作成

H^+が減少する原因って何があるかわかる？

尿からH^+は排泄されるんですよね．メッチャ尿が出たときに代謝性アルカローシスは起きると思います．だけど，メッチャ尿が出るときってどんなときでしょうか？
術後の利尿期は尿がたくさん出る時期ですよね？　でもあれは生理的なものか…．もしかして,利尿薬を使ったときでしょうか？

答えにどんどん近づいているね．
代謝性アルカローシスの主な原因には嘔吐や多尿などが含まれているよ．
尿にはH^+が含まれている．だから，ループ利尿薬やチアジド系利尿薬を内服したときには，過剰にH^+が排泄されることになる．あとは胃液にも酸が含まれていることを忘れてはいけない．胃液のなかにはH^+が多量に含まれているので，嘔吐した場合やNGチューブから胃液を大量に吸引するときは胃液からの酸の喪失も考えたほうがいい．

コラム：呼吸性と代謝性，同時に起こることってある!?

　ここまでアシドーシスやアルカローシスの病態をひとつひとつみてきましたが，呼吸性と代謝性アシドーシスが同時に起きることもあります．一方で，呼吸性と代謝性アルカローシスが同時に起きることもあります．このような病態を「混合性」と表現します．

　酸塩基平衡を評価するとき，このようにどんどん病態が複雑になってくるため，そこがややこしくしている部分の1つかもしれません．ですが，根気よく1つずつ理解していけば大丈夫だから安心しましょう．混合性で注意が必要なことは，それぞれの病態が単独で生じるよりも混合性のほうがアシデミアやアルカレミアになりやすいことです．

■ 混合性アシドーシス

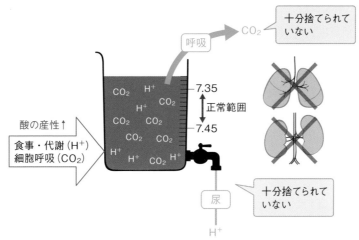

文献7）を参考に作成

■ 混合性アルカローシス

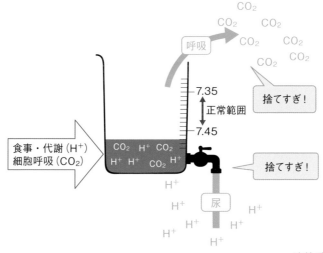

文献7）を参考に作成

代償を理解しよう

肺と腎臓の助け合い（代償性変化）

　酸塩基平衡の最後は「代償」です．代償と聞いてもピンときませんね，簡単にいうと「肺と腎臓の助け合い」のことです．

　酸塩基平衡を調整する臓器は，肺と腎臓ですね．もし肺に問題が起きたときはどうなるでしょう．肺の場合は，CO_2の排出ができなくなって酸塩基平衡の調整がうまくいかなくなります．このとき，肺でうまく調整できない分，腎臓が頑張ってpHを正常範囲に戻そうと調整をします．この働きを「代償性変化」といいます．

　呼吸がダメなときは代謝で，代謝がダメなときは呼吸で，それぞれサポートし合っているのですね．

「腎臓」がダメになったとき

　腎臓の代わりに肺が酸塩基平衡の調節を頑張ってくれます．

　腎臓がダメになったときは，H^+の調整がうまくいかなくなります．代謝性アシドーシスの場合はH^+が蓄積します．そして代謝性アルカローシスの場合，H^+が少なくなります．このとき，CO_2の排出量を調整します→呼吸での代償

「肺」がダメになったとき

　CO_2での調整ができなくなります．その代わりに腎臓が酸塩基平衡の調節を頑張り，H^+で調節するのを頑張ってくれます→腎臓での代償

　ただし，この代償性変化にも2つの限界がある．1つめは代償するにも限界があること，2つめは代償に対応する時間のことなんだけどわかるかな？

代償の限界……，もともと酸塩基平衡は，肺と腎臓の両方で調整していましたよね．1個がダメになって，1つだけ対応するにも限界があるってことでしょうか？

 そのとおり．代償には2つのルールがあるんだ（表9・図30）．

表9　代償性変化のルール

ルール 1	代償できる程度にも限界がある
ルール 2	肺と腎臓では代償の速度が違う

	呼吸性代償 CO_2を調整 調整が早い 	代謝性代償 HCO_3^-を調整 調整が遅い 
アシドーシス 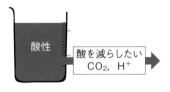	代謝性アシドーシス H^+増加（HCO_3^-減少） CO_2を減らす	呼吸性アシドーシス CO_2増加 H^+を減らす（HCO_3^-増加）
アルカローシス 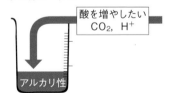	代謝性アルカローシス H^+減少（HCO_3^-増加） CO_2を増やす	呼吸性アルカローシス CO_2減少 H^+を増やす（HCO_3^-減少）

代償は$PaCO_2$とHCO_3^-は同じ方向に動く（増えたら増える）
pHは正常に戻ろうとするが，完全には無理！

図30　臓器の代償機構

文献 7）を参考に作成

代償のルール（表9）

　呼吸性アシドーシスでアシデミアに傾いているとき，代償によってpHは基準の7.4に近づきますが，7.4に戻ることはないといわれています．そこが1つの臓器でサポートする限界なのです．正常化に向かうものの正常には戻らない．少し感覚的な部分にはなりますが，基本的に代償性変化で正常に戻ることはないはずなのに，pHが7.4に戻っていたり，逆に7.4を超えて代償しすぎていると感じたときは注意しないといけません．もし，代償しすぎている場合は，複数の酸塩基平衡異常があると考えたほうがよいでしょう．

　また，肺と腎臓では代償するときの速度が違います．呼吸はすぐに換気量や換気回数を調節することで対応できるため，肺での調節は速いのです．

　一方，腎臓はHCO₃⁻の再吸収を調節しないといけないため，12～24時間はかかるといわれています．

最後に代償の目安をみておこうか．
図31に目安をまとめておいたから，例を考えてみよう．

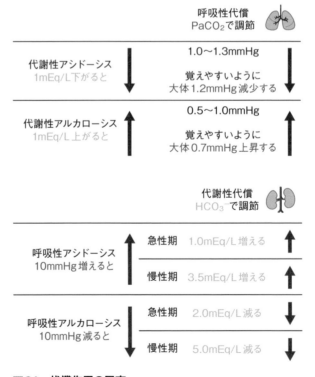

図31　代償作用の目安

代謝性アシドーシスのときはHCO$_3$$^-$が減少します.

代謝性アシドーシスの場合は肺が代償してくれます. 肺での代償は「呼吸性代償」といいます. もしHCO$_3$$^-$が1mEq/L減少すると, PaCO$_2$は約1.2mmHg減少する計算になります.

次に注意しないといけないのは, 腎臓で起きる代謝性代償のとき. 呼吸性代償のところには書いてなかった「急性」「慢性」と書いているのがわかりますか? 腎臓で代償するときに時間がかかることは解説しました. 薬物中毒のときは, 急激にCO$_2$が上昇しますが, COPDの場合は慢性的にCO$_2$が上がっていることもあります. そのため徐々に代償が起こり, 代謝性代償の程度も増えていきます. 患者さんの病態と代償のことを考えないといけないので, よけい混乱してしまいますね.

大事なことなので繰り返しますが, これは酸塩基平衡の異常が1つ起きたときの変化になるのです. したがって, 代償の目安から逸脱している場合は, 複数の酸塩基平衡異常があると考える必要があるのです.

Memo

いよいよ実践！　血液ガス分析は，患者さんの状態が変化したときに行います．患者さんの状態や血液ガス分析の結果から，患者さんに何が起こっているのかを考えていきましょう．

ここまで血液ガス分析で確認する項目を，ひとつひとつ説明してきました．項目をバラバラにみていくと，結局は何が大事かわからなくなってしまいますので，呼吸と酸塩基平衡の順番で，2つの側面から血液ガス分析をみていきましょう．そうすることで，患者さんに起きていることが系統的に理解できるようになりますよ！

血液ガス分析の評価してみよう！

呼吸の評価：3STEP＋1

まずは「呼吸」を評価していこう．ここで「呼吸」としたのはこれまで説明した"酸素化"だけではなくて，"換気能"も評価したいから．3STEPで"酸素化"を評価して，＋1で"換気能"を評価しよう！

「呼吸」を評価する3STEP＋1

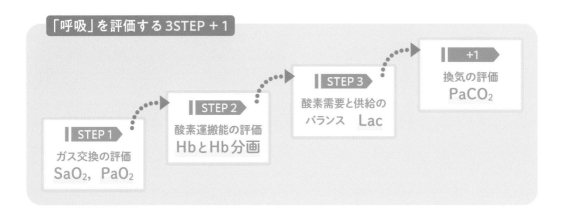

STEP 1
ガス交換の評価
SaO_2，PaO_2

STEP 2
酸素運搬能の評価
Hbと Hb分画

STEP 3
酸素需要と供給の
バランス　Lac

＋1
換気の評価
$PaCO_2$

| STEP 1 |
| ガス交換の評価 |
| SaO₂, PaO₂ |

STEP1ではSaO₂・PaO₂でガス交換障害の有無を評価します．SaO₂とPaO₂のどちらでもガス交換障害による低酸素血症を評価できますが，低酸素血症を評価するときはPaO₂に比べてSaO₂のほうが適しています．

| STEP 2 |
| 酸素運搬能の評価 |
| HbとHb分画 |

次に，STEP2でHbを確認します．Hbの低下があれば貧血によって酸素運搬に問題が生じている可能性が考えられます．ここでHb分画もあわせて評価しておくと，一酸化炭素や窒素酸化物による影響がないかも確認できます．

他の原因もあわせて確認できるので，Hb分画も忘れず確認しておきましょう．

| STEP 3 |
| 酸素需要と供給の |
| バランス Lac |

STEP3で乳酸(Lac)を評価します．ここで酸素需要に対して供給不足が起きていないか確認します．ただし，Lacの上昇は「肺」だけとは限らないため，循環や他の異常が起きていないかも考慮する必要があります．

| +1 |
| 換気の評価 |
| PaCO₂ |

最後に＋1として，PaCO₂で"換気能"を評価します．PaCO₂の変動を確認することで，換気能がきちんと維持されているかを確認することができます．

次に，酸塩基平衡を4STEPで評価してみよう！

酸塩基平衡の評価：4STEP

「酸塩基平衡」を評価する4STEP

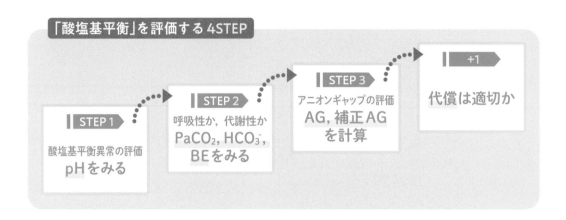

STEP 1
酸塩基平衡異常の評価 **pHをみる**

pHを確認して酸塩基平衡異常があるかを確認していきます．このとき，アシデミア（酸性）かアルカレミア（アルカリ性），または正常かを確認します．

STEP 2
呼吸性か，代謝性か **PaCO₂, HCO₃⁻, BEをみる**

次に$PaCO_2$，HCO_3^-の変化をみていきます．この2つが増加しているのか減少しているのかを評価することで，pHの変動の原因が呼吸性か代謝性かを確認します．このとき，過剰塩基（ベースエクセス，BE）も一緒にみておくことで，代謝性の変化が起きているかを確認することができます．

STEP 3
アニオンギャップの評価 **AG, 補正AG を計算**

アニオンギャップ（AG）を計算していきます．AGを計算することで，その他の陰イオンが増えているか確認することができ，さらにAGを確認することで，具体的な病態を考えていくことができます．このとき，アルブミン値が低い場合は，補正AGを計算する必要があります．

AG上昇型代謝性アシドーシスの場合は，HCO_3^-の低下が適切に起きているかを評価するために補正HCO_3^-を計算しましょう．補正HCO_3^-を評価することでAG上昇型代謝性アシドーシスの他に，隠れている酸塩基平衡異常を見つけ出す手がかりになります．

+1
代償は適切か

最後に，代償が適切に行われているかを確認していきます．代償が適切ではない場合，他の異常が起きている可能性が考えられるため，他の異常がないかもあわせて評価していきましょう．

呼吸と酸塩基平衡それぞれを評価した後，症例と照らし合わせて，「なぜこのような状態が生じているのか」を考えていく．このとき，追加の検査が必要になるかもしれない．
「他にどんな検査をし，どんな情報を得ることで，患者さんに起きていることがわかるのか」を考えることが大切になる．そして，「患者の病態に対してどんな治療が必要なのか」を常に考え続けることが大切になるよ！

知っておこう！ ガス交換障害の評価でSaO₂をオススメする理由

　ガス交換障害の評価でSaO_2をオススメするその理由には，酸素運搬能に与える影響がPaO_2よりSaO_2のほうが大きいこと，PaO_2は加齢に伴い基準値が変化するため，パッとみて評価できないから評価が煩雑になりやすいことがあげられます．

　ただし，高酸素血症の場合はPaO_2で評価する必要があります．SaO_2の上限は100％なので，過剰な酸素投与がどの程度なのか評価しにくい，一方でPaO_2は，具体的な数値（たとえば300mmHg）として結果が確認できるので，高酸素血症の評価には有用です．

> **加齢に伴うPaO_2の変化**
> $$PaO_2 = 100 - (0.3 \times 年齢)$$

知っておこう！ PaCO₂は酸塩基平衡の指標のほうが重要

　$PaCO_2$は「呼吸・酸塩基平衡」のどちらにも含まれます．肺などの異常で換気がうまく行えない場合に$PaCO_2$は上昇しやすく，「呼吸」の指標として活用できますが，とくに重要なのは「酸塩基平衡」になります．

　なぜならそれは，身体にとって酸塩基平衡異常が生命を脅かすためなのです．CO_2の増加減少の問題よりも，pHが変動するほうが危険です．CO_2が蓄積した状態でも代償によって酸塩基平衡が保たれている場合もあります．

　そのため，換気ができていることに加えて「酸塩基平衡が保たれていること」が重要になるのです．

コラム：代謝性アシドーシス（AG上昇型，正常型）の原因

〈AG正常型代謝性アシドーシス〉

　AG正常型代謝性アシドーシスの覚え方について紹介します．AG正常型代謝性アシドーシスの主な原因は「下痢」「RTA」が多いです．それ以外にも尿管腸吻合のように腫瘍などで尿路を変更したときやショックに対して生理食塩水を大量に投与したときに起こることがあります．生理食塩水は，Na^+とCl^+が含まれていますよね？　したがって，生理食塩水を投与することでCl^-が体内に大量に投与されることになるのです．

■表　AG正常型代謝性アシドーシスの原因の覚え方 (Used-Cars)

	Used-Cars	要因
U	Uretero-enterostomy	尿管腸吻合術
S	Saline administration	生理食塩水の大量投与
E	Endocrine（Hyperparathyroidism）	副甲状腺機能亢進症
D	Diarrthea	下痢
C	Carbonic anhydrase inhibitors (acetazolamide)	炭酸脱水酵素阻害薬（アセタゾラミド）ダイアモックス®など
A	Ammonium chloride	塩化アンモニウム
R	Renal tubular acidosis (RTA)	尿細管性アシドーシス
S	Spironolactone	抗アルドステロン性利尿薬・降圧薬（スピロノラクトン）アルダクトン®など

〈AG上昇型代謝性アシドーシス〉

　AG上昇型代謝性アシドーシスの原因には，たくさんの疾患が関係しています．ここではAG上昇型代謝性アシドーシスの原因の覚え方について2つ紹介しましょう．

　1つの覚え方では原因疾患をすべて網羅できないので2つ紹介しますが，これ以外にも，覚え方はいくつかあるようです．原因を振り返るのが一番覚えやすいでしょう．

■表　AG上昇型代謝性アシドーシスの原因の覚え方 (KUSSMAL)

	KUSSMAL	原因
K	(diabetic) Ketoacidosis	糖尿病性ケトアシドーシス
U	Uremia	尿毒症
S	Sepsis	敗血症
S	Salicylste intoxication	サリチル酸中毒（アスピリンや角質軟化剤）
M	Methanol intoxication	メタノールなどのアルコール中毒
A	Aspirin intoxication	アスピリン中毒
L	Lactic acidosis	乳酸アシドーシス

■表　AG上昇型代謝性アシドーシスの原因の覚え方（GOLDMARK）

	GOLDMARK	原因
G	Glycol	グリコール
O	Oxpprolin	オキソプロリン
L	L-Lactate	L-乳酸
D	D-Lactate	D-乳酸
M	Methanol	メタノール
A	Aspirin	アスピリン
R	Renal failure & Rhabdomyolysis	腎障害＆横紋筋融解症
K	Ketoacidosis	ケトアシドーシス

文献11）を参考に作成

コラム：代謝性アルカローシスの原因疾患一覧

酸（H^+）の喪失（消化管 or 腎）
消化管からの排泄（胃酸/HCl の喪失） • 嘔吐，NG チューブ吸引 **腎からの排泄** • ループ利尿薬 / サイアザイド利尿薬を投与 • 電解質コルチコイド作用の過剰 • 高 Ca 血症
アルカリ（HCO_3^-）の蓄積
外因性 • 重炭酸 Na 投与，輸液（クエン酸投与） **内因性** • 細胞外液量減少 • 呼吸性アシドーシスの急激な改善時（一過性） • AG 上昇型代謝性アシドーシスの回復期（一過性）
細胞内へのシフト
• 低 K 血症

文献12）より引用

Memo

Chapter 2

血液ガス分析
の手技

① 採血時の注意点と観察ポイント

　血液ガス分析は，患者さんの状態を確認するために実施します．そのため，動脈血酸素分圧(PaO₂)などの数値を「評価」することがとても大事です．しかし，看護師として採血方法や検体の取り扱いにも注意が必要になります．どうしてかというと，血液ガス分析の検体の採取するとき，動脈穿刺をするため出血などの合併症に注意する必要があったりするからです．

　「評価」に夢中になって，動脈血採血の合併症に気がつくことができないのはよくないですし，適切に検体を取り扱わないとデータに影響を与えてしまいます．「血液ガス分析をする際の手技」は重要なのです．

血液ガス分析の検体採取

　動脈を医師が直接穿刺して採血するか，動脈圧ラインが挿入されていれば動脈圧ラインから採血することで検体を採取することができます．

　基本的に，どの施設でも「動脈穿刺」と「動脈圧ラインからの採血」のいずれか2つの方法で動脈血を採取して血液ガス分析を行っていると思います．Chapter2では，この採血時のポイントや実施後の観察ポイントについて学んでいきましょう．

　さて，動脈圧ラインが挿入されていると，動脈穿刺のように侵襲的な手技をしなくても，必要なタイミングで血液ガス分析の検体を採取することができるので，採血時の合併症のリスクが少なくて済みます．

　しかし，動脈圧ラインからの採血であっても，適切に動脈血の検体を採取しないと結果に影響してきますので注意する必要があります．

　適切に採血をして正しいデータを得なければ，アセスメントするときに誤った判断につながりかねません．したがって，血液ガス分析の結果をアセスメントするよりも，正しく検体を得ることのほうが重要です．あとは，直接動脈に針を刺すことの怖さを理解しておかなければなりません．

　ひとつずつ確認していきましょう！

動脈穿刺による採血の注意点

　まずは，動脈を直接穿刺して採血する場合の注意点をみていきましょう．

　動脈穿刺をする場合，大腿動脈，橈骨動脈，上腕動脈が選択されます（図1）．そして，穿刺する動脈によって注意点が違うため，穿刺部位ごとの特徴を知っておきましょう（表1）．

　合併症として最も多いのは，動脈を穿刺するため出血リスクです．さらに動脈の近くに神経が走行しているため，その神経を傷つけるリスクがあります．とくに，上腕動脈の近くには正中神経があるため，正中神経障害が起きていないか注意が必要です（図2）．

　大腿動脈はこの中で一番太い動脈ですので，ショックのときなどに動脈採血で選択される部位になります．太い血管だからこそ，出血リスクも高くなります．

　穿刺後の止血では，大体3〜5分程度は圧迫して止血を行う必要があります．動脈穿刺後も出血していないか，注意して観察する必要があります．

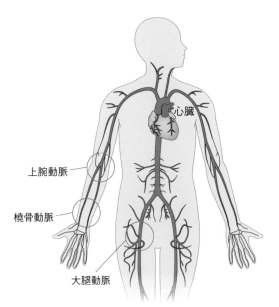

図1　血液ガス分析で採血するために使用される血管

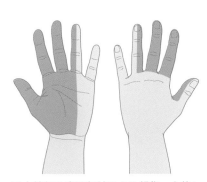

正中神経の支配領域である親指，人差し指，中指，それに薬指の中指側にしびれ，痛み，運動障害を起こす．

図2　正中神経障害

表1　動脈穿刺部位と合併症

	大腿動脈	橈骨動脈	上腕動脈
神経障害	少ない	少ない	正中神経の損傷リスクあり
出血性合併症	比較的多い	少ない	比較的多い

| **看護ケア** | ・止血の確認
・露出部位の対策 | ・止血の確認 | ・止血の確認
・正中神経障害（母指・示指・中指のしびれ）の観察 |

動脈圧ラインからの採血のポイント―動脈圧ライン内の生理食塩水を十分吸引する

　動脈圧ラインからの採血でも注意が必要です．一番注意すべきなのは，動脈圧ライン内にある生理食塩水，またはヘパリン加生理食塩水を十分吸引せず，ライン内に残してしまうことです．

　もしも，動脈圧ライン内の生理食塩水が血液ガス分析の検体に混入してしまったらどうなるでしょう？

血液が薄まるのでヘモグロビン(Hb)
などの値が変化しそうですね．

　生理食塩水が混入した場合，検体が薄まってしまうため血糖値・乳酸値・総Hb量は低下します（図3）．他にも電解質にも異常が出てきます．生理食塩水ですので，NaやClは上昇します．一方で，KやCa，$PaCO_2$は低下してしまいます．PaO_2は最後に上昇するケースが多いことがわかっています．

　きちんと採血できていないと，データの解釈に影響が出てしまうことがわかりますね．

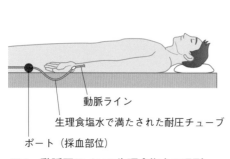

動脈ライン
生理食塩水で満たされた耐圧チューブ
ポート（採血部位）

図3　動脈圧ラインの生理食塩水の吸引

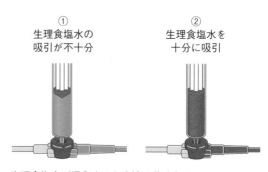

①
生理食塩水の
吸引が不十分

②
生理食塩水を
十分に吸引

生理食塩水が混入すると血液は薄くなる

　では，きちんと採血するために，事前に生理食塩水をどの程度吸引したらいいのでしょうか？

　施設できちんと決められているなら，施設のマニュアルに従うことが大事なので，「感覚でやっていたな」と思う人は，もう一度マニュアルをチェックしてみましょう．

　吸引の目安を1つ伝えるなら，血液ガス分析時は穿刺部位から採血する部分までのラインの長さの2倍以上は吸引する，です．また，凝固関連の検体を採血する場合は6倍以上吸引するほうがよいといわれていますので，それぐらいを目安にしてもよいかもしれません．

採血時のポイント－採血のタイミングに注意する

　動脈穿刺と動脈圧ラインから採血するときのポイントを解説しましたが，採血のタイミングを意識したことがあるでしょうか？

指示があれば，すぐに採血しないといけないですよね？
だって，急いで患者さんの状態を把握したいですし……

　血液ガス分析は患者さんの状態を把握するために，すみやかに採血して結果を確認することが大事になります．とくに緊急時は，すぐに採血をして結果を確認する必要があります．呼吸状態が悪化しているのであれば，すぐに$PaCO_2$やpHが知りたいですからね．しかし，血液ガス分析の評価をするうえで重要なことは「患者さんがどのような状態のときに採血をしたか？」ということです．

　なぜなら，血液ガス分析は患者さんの状態が顕著に反映される検査だからです．とくに呼吸状態の変化は，血液ガス分析の結果に顕著に影響を与えることになります．そのため，酸素投与量や人工呼吸器の設定を変更した場合は，20分以上経過したタイミングで測定するのがポイントです．

　人工呼吸器の設定を変更することは，患者さんの呼吸状態に影響を与えるため，血液ガス分析の結果に影響を与えることはわかりますね．しかし，設定変更してすぐに血液ガス分析を測定しても，人工呼吸器の設定変更の影響なのか，もともとの患者さんの状態を反映しているのか，判断が困難になるため状態が安定するまでに20分以上は採血を待つ必要があるのです．

　他にも，たとえば術後に3時間毎に血液ガス分析を測定しているとします．定期的に測定しているからといって，吸引後や体位変換後に測定してはいませんか？　吸引により咳嗽などが生じたり，吸引時に十分な酸素投与がされなかったりすることで，PaO_2などが低下していることが考えられます．

　体位変換は，「換気／血流比」が変化する可能性があるため，血液ガス分析の結果が低下していても処置の結果を反映しているのか，患者さんの状態変化を反映しているのか，判断できないませんね．

　採血のタイミングまとめると，以下のようになります．

・採血時の患者さんの状態について意識する．
・人工呼吸器などの設定変更後は20分以上時間をおく．
・吸引や体位変換などの処置の直後には採血をしない．

血液ガス分析の検体の取り扱いのポイント

　ここでは適切な「検体の取り扱い方法」を解説します．きちんと採血しないと合併症を起こしたり，誤った測定データを取得したりすることにつながるのでしたね．検体の取り扱いも一緒で，採取後の検体を適切に取り扱わないと誤った測定データを取得することになります．

　さらに，誤った検体の取り扱い方をしたときにどんな影響があるのかも一緒に確認していきましょう．そうすることで異常値が出ても，落ち着いて対応ができるようになります．測定結果をみて「あれっ！？　このデータは変じゃないかな！？」と立ち止まることができれば誤った判断になりませんので，とても大事なポイントです．

> 血液ガス分析の検体って，そんなにきちんと取り扱わないといけないんですね．そこまで気にしていませんでした……

> 検体の取り扱い方法のポイントは以下の4点．影響するデータについても，一緒に確認してみよう！
>
> ① シリンジ内の気泡はきちんと除去する．
> ② 採血後は検体を十分に混和する．
> ③ 検体はすみやかに測定する．
> ④ 検体は氷水中に保存しないほうがよい．

取り扱いのポイント　❶ シリンジ内の気泡はきちんと除去する（図4）

　採血した検体から気泡はきちんと除去しているでしょうか？　気泡を除去することも，正確に測定するためには重要なポイント．では，気泡があるとどんなことが起きるか考えてみましょう．

　気泡，つまり空気にはO_2やCO_2が含まれています．検体内に気泡があると血液と空気が接することになります．このとき，大気の酸素分圧（160mmHg），二酸化炭素分圧（0mmHg）に近づくように気体と血液でO_2とCO_2の移動が起きます．その結果，血液中の$PaCO_2$は必ず下がる方向へ変化し，PaO_2はおよそ160mmHgに近づくように変化します．

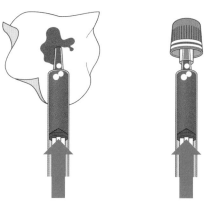

シリンジの先を上に向けて空気を抜いていきましょう.

図4　シリンジ内の気泡の除去

取り扱いのポイント　❷採血後は検体を十分に混和する（ただし，振りすぎ注意！）

　血液ガス分析用採血キットにはヘパリンが含まれていることは知っていますね．製品にもよりますが，ヘパリンリチウムがあらかじめシリンジ内壁にスプレーコーティングされているため，採血した血液が凝固しないように十分に混和する必要があります．

　もしも，血液が凝固してしまったら正確に測定できないばかりか，血液ガス分析装置が詰まって分析装置の故障につながってしまうから注意が必要です．

　混和するときに，検体を過度に激しくに振るのもやめましょう．振りすぎると赤血球が壊れてしまう（溶血してしまう）ため，総Hb（ctHb）やHb濃度の低下につながるから注意が必要です．

　製品の添付文書を見てみると転倒混和5回，きりもみ回転を5秒間実施して混和させると記されているものもあるため，それぐらいを目安にしながらヘパリンと血液が十分に混和できるようにするとよいでしょう（図5）.

転倒混和 5回　　　　きりもみ回転 5秒

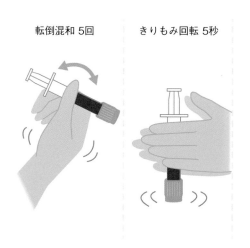

こんなに振りすぎちゃダメ！

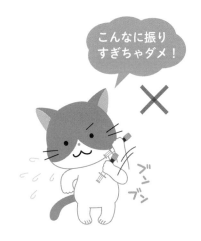

図5　適切な転倒混和の方法

　検体を採血してから測定までに少し時間を経過していることはありませんか？　もし，採血してから検査までに時間が経ってしまっていると，それが測定値に影響してしまいます．添付文書やマニュアルをみてみると「10〜15分以内に測定すること」と書かれています．採血後は，すみやかに測定することが重要です．ちなみに「Clinical & Laboratory Standards Institute (CLSI)」のガイドラインでは，『採血から30分以内には測定したほうがよい』と書かれているので，もしかすると参照するマニュアルによって誤差があるかもしれません．

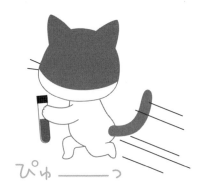

ぴゅ―――っ

どうして，急いで測定しないといけないんですか？ 気泡を抜きましたし，血液が固まらないように混和もしましたよ？

それは「代謝」が関係しているため．簡単にいえば「O_2が消費されてCO_2が発生する」ともいえますね．採血された血液にどのような変化が起きているか確認してみよう．

　採血した動脈血にはO_2やCO_2以外に，白血球，血小板，網状赤血球などの血球も存在しています．採血してもこれらの血球の代謝を止めることはできないため，採血後も血球が好気性代謝を続けることになります．つまり，O_2を消費してCO_2が作られることになります．そのため，PaO_2は低下して，$PaCO_2$は上昇することになります．そして，$PaCO_2$が上昇するのでpHは低下することになります．

　さらに，酸素不足によって嫌気性解糖 (呼吸) も加わることで，血糖値が低下し乳酸値は上昇することになります．こうしてみると，正確な測定値を得るためにはすみやかに測定したほうがいいことがわかりますね．

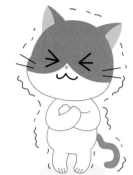

　検体内の血球の代謝を抑制するためには，どうしたらよいでしょうか？　代謝を抑制するためには検体の温度を下げればよいため，その昔は代謝を抑制するために氷水中に保存することがありました．しかし，現在では検体を氷水に保存することは行われていません．

　氷水で保存した検体を測定した場合，通常よりもPaO_2が高く測定されることがわかったからです．

　氷水で保存するとO_2が血液に溶解しやすい状態になることに加えて，プラスティックシリンジは，ガスの透過性が高く，プラスティックの壁からO_2を引きつけて，結果的にPaO_2が高くなるといわれています．

　氷水で保存する場合はガラス製シリンジ（ガスの透過性が低い）で保存することが推奨されていますが，実際の臨床で使われることはないでしょう．したがって，血液ガス検体は採血したら，すぐに測定することが一番といえますね．

　これまで解説した誤った検体の取り扱いと異常値について，表2にまとめたので確認しておきましょう．

表2　誤った検体の取り扱いと異常値

	PaO_2	$PaCO_2$	pH	Hb	血糖値	Lac
気泡を除去しないと？	160mmHg に近づく	↓				
十分に転倒混和しないと？				↓		
検体を放置していると？	↓	↑	↓		↓	↑
氷漬けにしてしまうと？	↑					

2 血液ガス分析のアセスメント

　血液ガス分析の検体を検査部に提出した後は，血液ガス分析の結果を医師に報告しないといけません．ここでは血液ガス分析の報告方法について解説していきましょう．

　分析結果をそのまま報告してもよいのですが，やはり"できるナース"は，患者さんの状態にあわせて必要な情報から報告できるもの．血液ガス分析を行った理由があって，具体的にどのデータを確認したいって意図があるはず！　その意図や目的に沿って報告していくことが大事です．たとえば，呼吸状態の悪化を評価したい場合，PaO_2やSaO_2をみての酸素化の確認，$PaCO_2$をみての換気の確認が必要ですね．

　ここでは，血液ガス分析を採血した目的を理解するため，血液ガス分析を行うタイミングについて伝えます．そして，結果をどのように報告したらよいのでしょうか？　報告方法について解説していきます．

血液ガス分析はどんなタイミングで採血する？

　血液ガス分析はさまざまなデータを一度に確認できるため，いろいろな場面で活用できます．しかし，データがたくさんあるせいで，どんなタイミングで活用できるかがわかっていないと，うまく活用できないことがあります．

　活用できるタイミングを知っていれば「今の患者さんの状態を考えると，血液ガス分析を活用してこんな検査結果を評価しよう！」と目的をもって採血できます．目的がわかっていれば，報告するときに「どのデータから報告したらいいの？」と迷うことがなくなります．

　「医師はどんなデータを知りたくて，血液ガス分析をオーダーしたのだろうか？」と考えられるように，血液ガス分析を採血するタイミングを確認していきましょう．

① 換気の評価をしたいとき　　　　　⑤ 低酸素血症の評価をしたいとき

② 酸素化の評価をしたいとき　　　　⑥ 酸素運搬能の評価をしたいとき

③ 酸塩基平衡異常の評価をしたいとき　⑦ 意識障害の原因を検討したいとき

④ 電解質異常の評価をしたいとき

※低酸素症：酸素不足のため組織内の細胞のエネルギー代謝が障害された状態のこと．

❶ 換気の評価をしたいとき

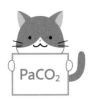

この場合, 確認したいデータは「PaCO$_2$」になります. たとえば, 慢性閉塞性肺疾患 (COPD) の急性増悪に伴う呼吸不全では, PaCO$_2$が増加する高二酸化炭素血症をきたしやすくなります. PaCO$_2$は基本的に血液ガス分析を実施しないと評価できないため, 換気の評価をしたいときは, 「血液ガス分析の採血をするタイミング」になるでしょう.

COPDの急性増悪以外にも, たとえば, 鎮静薬など薬剤による呼吸中枢抑制が考えられる場合, 術後で麻酔が効きすぎていて呼吸回数が少ないときや呼吸筋疲労をきたしていると考えられる場合も, 採血のタイミングになりますね. 呼吸筋疲労は, 人工呼吸器の設定を変更して人工呼吸器のサポートを減らしたときや人工呼吸器から離脱した後などで起きやすいため, 「おかしいな?」と思ったら医師に相談するタイミングです.

❷ 酸素化の評価をしたいとき

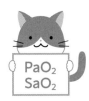

酸素化が重要かといわれると, 実は他の指標に比べれば, そこまで重要とはいえません. SpO$_2$を測定することである程度, 患者さんの酸素化をイメージすることができますね? たとえば, 「SpO$_2$が89%の状態で血液ガス分析の結果, SaO$_2$が88%, PaO$_2$が58mmHgです」という結果を見ても, ここまで本書を読み進めた皆さんなら「でしょうね〜」と思うでしょう? SpO$_2$からある程度PaO$_2$の数値はイメージできるので, PaO$_2$やSaO$_2$の測定を第一の目的に血液ガス分析を測定することはあまりありません.

ただし, 人工呼吸器の設定を変更した前後などや経時的に酸素化を評価するときには有効かもしれません. 経時的に酸素化を評価するとき, PaO$_2$と吸入中酸素濃度 (FiO$_2$) を用いて, P/F比を計算することもあります. P/F比 (PaO$_2$をFiO$_2$で割る) を計算することで, SpO$_2$では評価できない患者さんの酸素化能の変化を評価できます (P/F比の計算は, p.90参照).

❸ 酸塩基平衡異常の評価をしたいとき

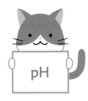

酸塩基平衡の異常を疑うときは, 血液ガス分析を測定する重要なタイミングになります. とくに, 呼吸器疾患がないのに呼吸回数が増加しているときは注意が必要. たとえば頻呼吸に対して酸素投与を行っても, 頻呼吸が落ち着かないときがありますが, このような場合は「代謝性アシドーシスによる代償で頻

呼吸になっている」可能性があります。そこで酸塩基平衡異常の有無を確認するために、血液ガス分析を測定することが大切になります。糖尿病性ケトアシドーシスの場合に、クスマウル呼吸といった頻呼吸が起きるのはこのためです。

　この他にも、酸塩基平衡異常を合併するような疾患を疑うときに測定する必要があります。たとえば下痢や嘔吐などの消化管症状の場合、酸塩基平衡異常が生じる可能性があることは有名ですね。それ以外にも、原発性アルドステロン症や尿細管性アシドーシスを疑うときにも酸塩基平衡異常を生じるため測定する必要があります。

❹ 電解質異常の評価をしたいとき

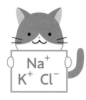

　電解質をすぐに評価したいときとは、どのような場合でしょうか？　たとえば、急性期だと不整脈が出現している場合は「カリウムイオンの増加、または減少している場合」があります。生化学検査でも測定できますが、血液ガス分析だとすぐに結果を確認することができます。

　アシデミアが生じている場合、細胞内へのカリウムイオンの移動が減少するため高カリウム血症を合併することがある（コラム「酸塩基平衡異常とカリウム」参照）ため、酸塩基平衡異常とあわせて電解質を評価することも大切になります。

コラム：酸塩基平衡異常とカリウム

　血中のカリウム値は、酸塩基平衡によって変化することが知られています。基本的に、アシデミアでは血中のカリウム値は高く、アルカレミアではカリウム値は低くなります。具体的にはpHが0.1低下する（アシデミアになる）と、K^+濃度は0.5mEq/L上昇します。また、pHが0.1上昇する（アルカレミアになる）と、K^+濃度は0.5mEq/L低下します。

　アルカレミアでは、細胞外液のH^+が低下すると細胞内からH^+が細胞外へ放出されます。その結果、細胞外から細胞内にK^+が流入することで血液中のK^+濃度が低下します。

　一方で、アシデミアでは細胞外から細胞内へのK^+の移動が低下することで血液中のK^+濃度が増加します。

　とくにアシデミアでK^+が正常値の場合は、カリウム欠乏を起こしている可能性があるため注意が必要です。pH = 7.20だと理論的にはK = 5.0mEq/Lに変化するはずですが、検査結果でK = 4.0mEq/Lだった場合、実際にはカリウム欠乏が起きているということがあります。カリウム値の変化は不整脈につながることもあるため、酸塩基平衡異常の有無と一緒に確認できるとよいでしょう。

　この場合でも、「pHが低下するとK^+濃度は上昇するはず。pHが上昇すれば、K^+濃度は低下するはず」と意識しながら、血液ガス分析を読むことが大切です。

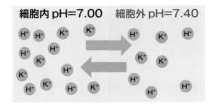

細胞内 pH=7.00　細胞外 pH=7.40

正常

pH の中性を保ったり
細胞内から細胞外へ H$^+$が移動
K$^+$は細胞外から細胞内に移動
することで調節

pHとK濃度の変化

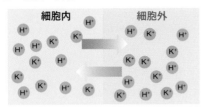

アシデミア
細胞外液の pH が酸性に傾くこと

細胞外液の H$^+$が増えている状態
H$^+$の細胞内から細胞外への移動が低下すると，
K$^+$の細胞内への取り込みが低下

アルカレミア
細胞外液の pH がアルカリ性に傾くこと

細胞外液の H$^+$が減っている状態
H$^+$の細胞内から細胞外への移動が増加すると，
K$^+$の細胞内への取り込みが増加

■ 酸塩基平衡異常とK$^+$の移動

〈pHとK値・K欠乏の関係〉

pH が 0.1 低下すると，K$^+$は 0.5mEq/L 上昇する.
pH が 0.1 上昇すると，K$^+$は 0.5mEq/L 低下する.

一般的に，血清K値1mEq/Lの低下にあたり200 ～ 300mEqのK欠乏があると判断します.
例）pH が 7.40 のときに血清3.5mEq/Lを示すと，体内総K値はすでに100mEq/Lの欠乏
　　状態といわれています.

■ pHとK値・K欠乏の関係

血液 pH	7.10	7.20	7.30	7.40	7.50	7.60	K 欠乏量
血液 K 値 (mEq/L)	5.5	5.0	4.5	4.0	3.5	3.0	0mEq/L
	5.0	4.5	4.0	3.5	3.0	2.5	100mEq/L
	4.5	4.0	3.5	3.0	2.5	2.0	200mEq/L
	4.0	3.5	3.0	2.5	2.0	1.5	400mEq/L

文献5)，6)

❺ 低酸素血症の評価をしたいとき

　　　　　循環障害が起きている場合，乳酸値を確認することで酸素の需要と供給バランスを評価することができます．敗血症などのショックの治療では乳酸値を参考にすることがあるため，血液ガス分析を測定して循環障害の有無を確認するとともに，乳酸値の推移を評価することで治療の効果を評価することにつながりますね．

❻ 酸素運搬能の評価をしたいとき

　出血に伴ってヘモグロビン(Hb)量を測定することも，血液ガス分析だとすぐに評価できます．血算(全血球計算，Complete blood count：CBC)は血液検査室で測定することになるため，すぐに確認したいときには血液ガス分析が有効です．さらに，血液ガス分析ではカルボキシヘモグロビン(COHb)とメトヘモグロビン(MetHb)も評価できます．これらが増えると酸素運搬能が低下するのでしたね．なので，Hb量とあわせて確認していきます．

❼ 意識障害の原因を検討したいとき

　意識障害がある場合も血液ガスを測定することで，意識障害の原因をいくつか評価することができます．たとえば，一酸化炭素中毒を疑う場合には，カルボキシヘモグロビン(COHb)を評価します．アルコール類(エチレングリコール・メタノール)などの中毒の場合も，酸塩基平衡異常が起きることが有名ですので，その有無を確認します．高血糖や低血糖も意識障害の原因になりますので，血液ガス分析でグルコース(Glu)を測定することで，血糖値の評価が可能になります．(表1)．

血液ガス分析って，完璧じゃないですか．血液ガス分析を測定することで何でもわかってしまうんですね！

　血液ガス分析を測定するタイミングを解説しましたが，pHやPaCO$_2$，重炭酸イオン(HCO$_3$$^-$)のように血液ガス分析でないとわからないものもありますが，血液ガス分析だけで評価ができないものも含まれています．「すぐに結果が出る」という意味ではとても有効な検査ですが，血液ガス分析だけではわからない疾患がほとんどです．

血液ガス分析だけで判断するのではなく，あくまでも意識障害であれば患者さんの現病歴，臨床症状，画像診断などをあわせて複合的に考えていくことになります．そこだけは忘れないようにしないといけませんね．

表1　**意識障害の原因 (Aiueo tips)**

意識障害の原因をまとめた Aiueo Tips をみると血液ガス分析でも検査できる指標がある．
そのため，血液ガス分析の検査をすることで，意識障害の原因を絞り込むことに繋がる可能性がある．

	分類	原因疾患
A	Alcoholism：アルコール関連疾患	急性アルコール中毒 ウェルニッケ脳症（ビタミン B_1 欠乏症） アルコール離脱症候群
I	Insulin：血糖異常	低血糖 糖尿病性ケトアシドーシス 非ケトン性高浸透圧症候群
U	Uremia	尿毒症
E	Encephalopathy：脳症	肝性脳症 高血圧性脳症
E	Endocrinopathy：内分泌疾患	甲状腺クリーゼ（甲状腺機能亢進症）， 粘液水腫（甲状腺機能低下症）， 副甲状腺クリーゼ（副甲状腺機能亢進症）， 副腎クリーゼ（急性副腎不全）
E	Electrolytes：電解質異常	低または高 Na，K，Ca，Mg 血症
O	Opiate or other over dose：薬物中毒	麻薬・薬物中毒
O	O_2，CO_2，CO	低酸素血症 CO_2 ナルコーシス 一酸化炭素中毒
T	Trauma：頭部外傷	脳挫傷，急性硬膜下血腫，急性硬膜外血腫 慢性硬膜下血腫
T	Tumor：腫瘍	脳腫瘍
T	Temperature	低体温 高熱（熱中症，悪性症候群など）
I	Infection：感染症	髄膜炎，脳炎，脳腫瘍 敗血症 肺炎（呼吸器感染症）
P	Psychogenic	精神疾患
S	Seizure	てんかん
S	Stroke：脳卒中	脳梗塞，脳出血，くも膜下出血
S	Shock	ショックまたはショックの原因疾患

コラム：P/F比：酸素化能の指標

　P/F比は，動脈血酸素分圧（PaO_2）を吸入気酸素濃度（FiO_2）で割ったもので酸素化能の指標の1つとなります．酸素化能を評価するために PaO_2 をみることがありますが，酸素投与量を増やすと PaO_2 が増加するので同じ PaO_2 100mmHg であっても，大気（FiO_2 21％）と純酸素（FiO_2 100％）では，患者さんの呼吸状態は全然違うことがわかります．

　そこで PaO_2 を酸素濃度で割る P/F比が，酸素濃度に対して酸素化の程度を評価する指標として用いられています．

　P/F比は人工呼吸器の設定変更で FiO_2 を調整した後など，患者さんの経過をみていくときに使用することができます．ただし，P/F比には PEEP の値は含まれていないため，同じP/F比であっても必ずしも同じ結果とはいえません．この場合は，高いPEEPを必要としたほうがより重症となります．

　　P/F比 ＝ PaO_2 / FiO_2
　　（FiO_2 は，小数を％換算したものを使用する．　例：80％ → 0.8）

　また，P/F比はARDSの診断の指標として用いられます（表）．P/F比 ≦ 300となるとARDSの診断基準の1つを満たすことになります．P/F比 ≦ 200で中等度，P/F比 ≦ 100で重症と値が小さいほど酸素化能の悪化を示しています．

■表　P/F比とARDSの診断指標（参考）

重症度分類	Mild 軽症	Moderate 中等度	Severe 重症
P/F比	200 < P/F比 ≦ 300	100 < P/F比 ≦ 200	P/F比 ≦ 100
	人工呼吸器中（PEEP，CPAP ≧ 5cmH₂O）		

血液ガス分析の結果を報告する方法

医師に検査結果をきちんと報告して，次の治療に移ることが大事です．ここでは，血液ガス分析を報告するときのポイントとその際に利用できるツールについて紹介します．

Point ❶ データを読み解いて報告

血液ガス分析などの検査結果を医師に報告するときにしてはいけないのは，「数値だけを伝える」「血液ガスデータの結果をみながら上から順に読み上げていく」報告．これだと何が重要なのかわかりません．しかも時間がないなかで報告するわけですので，効率的でありません．大事なのはデータを「読み解いて」報告することです．

読み解いて報告するには，まずは血液ガス分析を採血した目的を理解する必要があります．目的がわかると，目的に沿って優先度の高いデータをピックアップできますね．そのうえで，必要なデータから優先的に報告することが大事です．

次に血液ガスの結果だけではなく，血圧などの病態に関連したデータを踏まえて報告することが重要です．たとえば，術後に血圧が低下したとしましょう．もし，「術後の出血が影響している？」と思ったら，データの中でも出血に関連する「Hb」や「ヘマトクリット（Ht）」，組織酸素供給量の指標になる「乳酸値（Lac）」の優先度が高くなりますね．患者さんの状態では，ドレーンの排液や心拍数，呼吸状態をあわせて報告します．

一方で「麻酔や鎮痛薬の影響があるかも？」とアセスメントした場合，データの中でも換気に関連した「$PaCO_2$」の優先度が高いでしょう．患者さんの状態では鎮静深度を評価するRASSや意識レベル，呼吸回数などをあわせて報告することになります．

「血圧の低下」という状態変化を軸に，出血が原因とアセスメントした場合と麻酔・鎮痛薬の影響とアセスメントした場合では，関連するデータが異なることがわかりますね．

血液ガスの結果に異常がある場合，必ず病態と関連しているため病態への理解が重要になってきます．また，どんな目的で採血を行ったのか意識しておくと，診断や治療に結びつく適切な報告ができるようになります．

> ### データを「読み解いて」報告する
> ・採血した目的を理解する．
> ・目的に沿って，優先度をつけて血液ガス分析のデータを報告する．
> ・病態に関連したフィジカルアセスメントなどの情報も踏まえて報告する．

そんなこと言われても，アドリブでうまく報告なんてできない……

　データを「読み解いて」報告する，難しいですよね．ポイントを意識しながら報告するには慣れも必要．血液ガス分析を報告するときは，患者さんに異常が起きていることが多いです．焦ってしまったり，伝えたいことが抜けてしまったりすることがないように，焦らず落ち着いて報告することを心がけましょう．

　また，報告する前に，情報をまとめておくことも大事ですね．「伝えたいことを忘れてしまったらどうしよう？」「報告内容が抜けてしまったらどうしよう？」と思うときのために，SBAR（エスバー）という報告の型（フォーマット）をマスターしましょう．

　SBAR（表2）は聞いたことはあるでしょうか？　これは，患者安全のためのコミュニケーションツールの1つで，もとは米国海軍の潜水艦乗務員の間で使われていたコミュニケーションツールで，米国で医療安全を推進していくためのTeam STEPPSと一緒に広まっていきました．

　SBARは医療者間のコミュニケーションの「報告・連絡・相談」を円滑にするためのツールで，「Identify（報告者と患者の同定）」，「Confirm（指示受け内容の口頭確認）」を加えてI-SBAR-Cということもあります．

　ここではシンプルに，SBARについて説明をして，実際の事例を用いてどのように報告するか確認していきましょう．

表2 SBAR

SBAR	内容
Situation (状況)	★患者に何が起きているのか, 簡潔に伝える. (胸痛の出現, 血圧低下, SpO_2, 不整脈の出現など) 例 ○○病棟の看護師××です. 患者△△さんのことで, 急ぎの 報告があり, お電話をしました. (例：熱が上昇, 呼吸回数が増加) しており, 心配しています.
Background (背景)	★患者の臨床背景を伝える. (診断名, 既往歴, 年齢, 性別, 簡単な入院経過, バイタルサイン・観察内容・検査結果など) を伝える. 例 (病名) で (治療目的・方法) の 患者さんです.
Assessment (評価)	★自分のアセスメントを伝える. (何が起きていると考えているか？ 循環？ 呼吸？ 感染？ など) 例 私は○○が起きているのではないかと思っています. (もしも, 何が起きているかわからない場合でも, 患者の状態を伝えることが大切！) 問題は何かわかりませんが, 患者さんの状態が徐々に悪くなっています.
Recommendation (提案)	★何 (検査・処置・医師の診断) が必要か提案する. 例 ○○していただけませんか？ (どうしたらよいでしょうか)

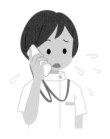

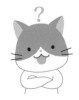

では, 事例を使って医師への報告の仕方を確認してみましょう.

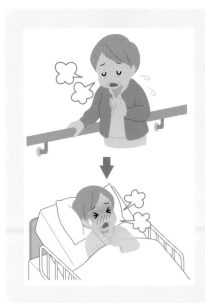

　A氏, 82歳, 女性, 4日前に人工股関節置換術を行った. 術後は痛みが強くて, あまりリハビリテーションが進んでいかなった. 鎮痛薬の使用でようやく痛みが和らぎ, リハビリテーションを開始する. リハビリテーション開始後から息苦しさを自覚したため, ベッドに戻り安静にしていた.

　しかし, 症状が軽快せず, 医師に報告し血液ガス分析を行った. 血液ガス分析の結果はpH 7.410, PaO_2 40mmHg, $PaCO_2$ 40mmHg, HCO_3^- 24.5mEq/L, Lac 4.5mmol/L, Hb 14.1mg/dL だった.

【診察時のバイタルサイン】

　血圧105/65mmHg, 心拍数115回/分, 呼吸回数32回/分, SpO_2 90％, やや意識混濁もみられている.

こんな患者さんの状態を医師に報告するとき, どのような感じで報告したらいいかな?　まず, 自分でどう報告するか, 下に書き込んでみましょう.

■ 事例で練習!　SBARによるアセスメント

SBAR	報告内容
S 状況	
B 背景	
A 評価	
R 提案	

血液ガス分析の結果や患者さんの状態など，伝えたいことがきちんとSBARに含まれていましたか？　慣れないうちはメモに書いてもいいので，患者さんの状態やデータを読み解きながら報告ができるようになるといいですね．
血液ガス分析は患者さんの状態（コンディション）を反映しているから，どんな状態で採血したものか意識しておくことが，とても大事！　下に模範解答を示してみるよ．自分の記入した内容と比べて漏れなどが無かったか確認してみよう！

■**事例　SBARでの報告　模範解答**

SBAR	報告内容
S 状況	○○病棟の××です． 先程報告したAさんの血液ガスの結果を報告します． SpO_2 40mmHg と低く，Lac4.5 と上昇しており低酸素血症と循環障害があります． pH7.41 と正常範囲内です．$PaCO_2$ 40mmHg，HCO_3^- 24.5mEq/L と大きな変化はみられません． 術後は出血トラブルもなくHb は 14.1mg/dL になります．
B 背景	A氏には，既往歴に静脈血栓塞栓症，高脂血症があります． Aさんは4日前に人工股関節置換術を実施しましたが，痛みが強く術後はあまり積極的に離床を行うことができていませんでした．本日が初回の歩行になります．
A 評価	既往歴に静脈血栓塞栓症があり，本日，初回歩行を実施しています．現在も頻呼吸・SpO_2 の低下が続いています．肺血栓塞栓症によって低酸素血症・意識混濁をきたしたのではないかと思います．今後も呼吸状態の悪化が予測されて心配です．
R 提案	先生に診察をお願いできますでしょうか． その際，気道確保，補助換気ができるように準備をしましょうか．

Memo

Chapter 3 事例で学ぶ！血液ガス分析

❶ 事例で学ぶ 基礎編
〜呼吸の分析と酸塩基平衡の分析

ここからは事例をもとに血液ガス分析を行っていくよ．
基礎編 では，原因を最初に出してから，どうしてそうなっていったのかを紐解いていこう．
最初から呼吸と酸塩基平衡をまとめて考えるとパニックになってしまうかもしれない．だから，まずはCASE❶，❷で呼吸を分析するところからはじめて，CASE❸〜❼で酸塩基平衡の分析をしていこう！

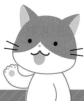

※ CASE1〜7で取り上げている事例は，すべて模擬患者です．

呼吸の分析 ①
貧血

CASE ① 高血圧を既往歴にもつ50歳の男性．仕事中に重い荷物を持ったときに背中に激痛が走り，仕事場で倒れてしまった．現場に居合わせた同僚とともに救急車で救急外来に搬送される．

来院時 血圧185/87mmHg，心拍数100回/分，SpO₂ 95％．徐々に痛みが背中から腹部へと移動している．血液ガス分析の値は以下の通り．

● 血液ガス分析：室内気

pH	7.41	Hct（%）	15.6
PaCO₂（mmHg）	38.5	MetHb（%）	0.04
PaO₂（mmHg）	96	COHb（%）	0.5
SaO₂（%）	96	Na（mEq/L）	135
HCO₃⁻（mEq/L）	24.5	Cl（mEq/L）	99
BE（mEq/L）	1.5	K（mEq/L）	4.2
Hb（mg/dL）	5.1	Lac（mmol/L）	4.2

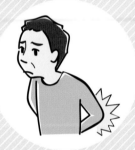

Step 1 PaO₂，SaO₂　ガス交換の指標をみていこう

 室内気でSaO₂ 96％，PaO₂ 96mmHg．PaO₂を年齢換算すると，「$100 - (0.3 \times 50$歳)$= 85$mmHg」と計算できる．測定値と照らし合わせても，酸素の取り込みは問題なさそうだ．高酸素血症も起きていないね．

Step 2 Hb　Hbをみていこう

 Hbは5.1mg/dLと基準値から大きく逸脱している．あわせてヘモグロビン分画を確認すると，MetHb 0.04％，COHb 0.5％になっている．基準値範囲内なのと病歴から一酸化炭素中毒はなさそうなので，ここは問題ない．

Step 3 Lac　最後にLac

 Lacは4.2mmol/Lということは，基準値よりも高い．酸素需要に対して供給不足が起きていることがわかる．

+1 PaCO₂ **最後に換気の評価もするよ**

 PaCO₂は38.5mmHgと蓄積はなさそうだね．ということは明らかに換気に異常が起きているとは考えにくいね．

評価

 本ケースではLacの上昇があった．その原因に酸素化は関係しているだろうか？ 少なくともSaO₂の低下がみられないので，肺でのガス交換障害は起きてなさそうだ．

一方で，酸素運搬能はどうだろう．みるとHbの顕著な低下が確認できる．症状から確認できるものだと低血圧は起きていない．ということは，貧血の亢進によって酸素運搬障害が起きている可能性が高いことがわかるね．

ちなみに，突然の疼痛，移動性疼痛（痛みの部位が移動），高血圧などから，大動脈解離が疾患として疑わしいと考えられた事例になるよ．

 ひとつひとつデータと照らし合わせて評価を続けていくことが大切だよ！

CASE 2 呼吸の分析②
低酸素血症

CASE❷ 1週間前に人工股関節置換術を行った78歳の女性．入院中，傷の痛みが強くリハビリテーションがあまり進んでいない．日中は理学療法士や看護師とともにリハビリテーションを行っている．リハビリテーション開始後から息苦しさを自覚．安静にしていても症状が軽快せず，医師に相談を行った．

診察時 血圧180/98mmHg，心拍数115回/分，RR 32回/分，SpO_2 90％．意識混濁もみられている．

●測定値：室内気

pH	7.34	Hct（%）	15.6
$PaCO_2$（mmHg）	45	MetHb（%）	0.04
PaO_2（mmHg）	40	COHb（%）	0.5
SaO_2（%）	75	Na（mEq/L）	135
HCO_3^-（mEq/L）	24.5	Cl（mEq/L）	99
BE（mEq/L）	1.5	K（mEq/L）	4.2
Hb（mg/dL）	14.1	Lac（mmol/L）	4.5

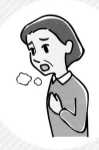

Step 1　PaO_2，SaO_2　ガス交換の指標をみていこう

 室内気でSaO_2 75％，PaO_2 40mmHg．PaO_2を年齢換算すると「100 −（0.3×78歳）= 76.6mmHg」と計算できる．測定値と照らし合わせると，明らかにガス交換障害が起きていることがわかる．

Step 2　Hb　Hbをみていこう

 Hbは14.1mg/dLと基準値から大きく逸脱しているわけではない．あわせてヘモグロビン分画を確認すると，MetHb 0.04％，COHb 0.5％だった．基準値範囲内なのと病歴から，一酸化炭素中毒はなさそうなので，ここは問題ないね．貧血による酸素運搬障害は起きてなさそうだね．

Step 3 Lac 　最後に Lac

 Lac は 4.5mmol/L ということは基準値よりも高い．酸素需要に対して供給不足が起きていることがわかる．

+1 PaCO$_2$ 　最後に換気の評価もするよ

 PaCO$_2$ は 45mmHg と，やや蓄積していることがわかる．

評価

 本ケースでも Lac の上昇があるので，まずは酸素化は関係しているかを確認していこう．
Hb の低下は起きていないので，貧血に伴うものではなさそうだね．一方で，SaO$_2$・PaO$_2$ が低下しているため，明らかに低酸素血症が起きている．他に症状から確認できるものだと，低血圧は起きていない．
ということは，酸素化が問題となって低酸素血症が起きている可能性が高いことがわかる．
本ケースは，突然の呼吸不全・低酸素血症などの症状が出現している．これだけではどんな疾患が原因か特定できないので，X線検画像やCT画像を撮影したところ，肺血栓塞栓症が原因なのがわかった事例なんだ．

> ひとつひとつデータと照らし合わせて評価を続けていくことが大切だよ．だけど，今あるデータで原因が特定できない場合，追加でどんな検査が必要なのかを医師とともに考えていくことも大切になるね！

コラム：A-aDO₂で酸素化悪化の原因を特定する

　　　　　ここでアセスメントをワンランクアップさせたいなら，A-aDO₂（肺胞気—動脈血酸素分圧較差）もみておこう．

　　　　　A-aDO₂というのは肺胞に含まれる酸素分圧と動脈血の酸素分圧の差をみる指標になる．これをみることで，酸素化の悪化の原因が「肺」なのか，「肺以外」に原因があるのか詳細に確認ができる．

　たとえば，肺胞の酸素分圧が120mmHgで動脈血の酸素分圧が70mmHgと少ないとする．このとき，肺胞と動脈血の酸素分圧の差は 120 − 70=50mmHg になる．A-aDO₂の基準値は10mmHgになる．高齢になるほど基準値は広がって，20mmHg程度になる．肺胞でのガス交換がスムーズに行えると差があっても 10 ～ 30mmHg ぐらいに収まるんだけど，肺胞でのガス交換に問題が起きると A-aDO₂は広がることになる．

　つまり，A-aDO₂の拡大は，肺に何らかの問題が起きていることを示すんだ．肺が悪い場合に起きる低酸素血症の原因は，拡散障害，換気血流比不均衡，シャントの3つに限定される．

〈A-aDO₂を計算してみよう〉

　A-aDO₂は肺胞気と動脈血の酸素分圧の差だから，引き算で計算できる．ややこしいのは肺胞気の酸素分圧の計算なんだけど，動脈血二酸化炭素分圧から計算できるから，実際に計算するときに見返すといいよ．

計算式①：A-aDO₂ = PAO₂ − PaO₂

計算式②：肺胞気の酸素分圧（PAO₂）=（760 − 47）× 0.21 − PaCO₂/0.8
**　　　　　　　　　　　　　　= 150 − PaCO₂/0.8**

①に②を代入すると，

①' A-aDO₂ = 150 − PaCO₂/0.8 − PaO₂ になる．

> 基準値：A-aDO₂≦年齢×0.3
> 目安：30歳で9以下，70歳で21以下
> 注意点：原則21％酸素（室内気）を吸っているときに指標になる．酸素投与をしてしまうと正確に評価できなくなる．

CASE❷では，PaO₂ 40mmHg，PaCO₂ 45mmHg なので，

①' A-aDO₂ = 150 − 45/0.8 − 40 = 53.75mmHg となる．

　基準値よりも A-aDO₂は高くなるから，肺のガス交換が問題で低酸素血症が起きていると考える．肺血栓塞栓症は換気血流比不均等を起こす疾患の1つなので，A-aDO₂の拡大とも合致することになるね．

■ A-aDO₂のイメージ

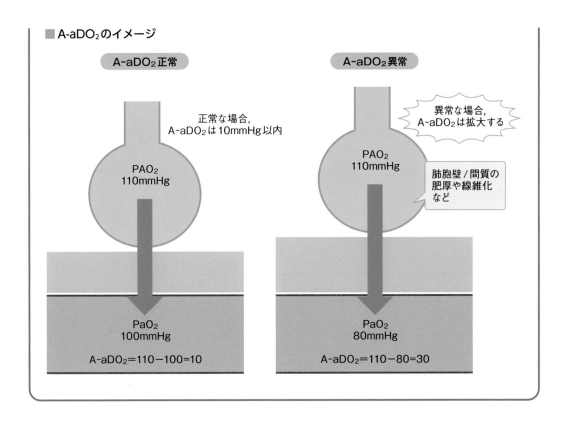

呼吸の分析を，①貧血のケース，②低酸素血症のケースで学んできました．次はもうちょっとレベルを上げて，酸塩基平衡の分析をケースで練習していこう！

CASE 3

酸塩基平衡の分析 ①
呼吸性アシドーシス

CASE ③ COPDと診断され数年前から治療を受けている76歳の男性．数日前から呼吸困難感を自覚し，かかりつけ医を受診した．

受診時 SpO₂ 86％と低く，入院加療となる．血圧125/72mmHg，心拍数86回/分．

● 測定値：室内気

pH	7.31	Hb （mg/dL）	13.8
PaCO₂ （mmHg）	60	Hct （%）	40.5
PaO₂ （mmHg）	82	Na （mEq/L）	140
SaO₂ （%）	85	Cl （mEq/L）	98
HCO₃⁻ （mEq/L）	30	K （mEq/L）	4.2
BE （mEq/L）	1.8	Lac （mmol/L）	1.8

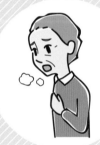

Step 1 アシデミアかアルカレミアを評価する

 pHが7.31と低いので，アシデミアなのがわかるね．

Step 2 アシデミアの原因を PaCO₂ と HCO₃⁻ から評価する

 PaCO₂は60mmHgと基準値よりも高い．HCO₃⁻も30mEq/Lと基準値よりも高い．アシデミアは体の中に酸が蓄積することになる．ということは，PaCO₂が増えるか，HCO₃⁻が減るかのどちらかだったね．そうすると，PaCO₂の上昇によってアシデミアになっていることがわかる．

ということで，呼吸性アシドーシスが原因になりそうだね．過剰塩基（BE）もみておくと，

BE1.8mEq/Lと正常範囲内にとどまっているから，代謝性アシドーシスやアルカローシスではないことがわかるね．

Step 3 　AG を計算する

 AGは代謝性アシドーシスの場合，代謝性アシドーシスの原因をより詳細に考えるときに使える．計算式を復習すると，

$$AG = Na - (Cl + HCO_3^-)$$

だったね．

今回の事例は代謝性アシドーシスではないけど計算すると，

$$Na - (Cl + HCO_3^-) = 140 - (98 + 30) = 12$$

と正常範囲内にとどまっていることになるね．

Step 4 　最後に代償をみていこう

 今回の事例ではHCO$_3^-$が30mEq/Lと上昇していることがわかるね．アシデミアではHCO$_3^-$は低下するはずだけど，ここで上昇しているということは，呼吸性アシドーシスに対して腎臓の代償性変化としてHCO$_3^-$が増えていることになるよ．

ここで注意をしないといけないのは，腎臓の変化は時間がかかること！　そして数日前から呼吸困難を自覚していることを考えると，呼吸性アシドーシスが慢性的に継続していた可能性があるので，腎臓の代償も「慢性期」の変化で計算してみる．

腎臓の代謝性代償の変化は，PaCO$_2$が10mmHg増えると3.5mEq/L上昇すると説明したね．計算しやすくするとPaCO$_2$が1mmHg変化すると，0.35mEq/L増えることになる．変化量で計算することになるから注意が必要だよ．変化量は「⊿（デルタ）」の記号で表現する．これらを合わせて計算式で示すと，

$$⊿HCO_3^- (HCO_3^-変化量) = 0.35 × ⊿PaCO_2 (PaCO_2変化量)$$

になる．

⊿PaCO$_2$は正常値と実際のデータから計算できるから，PaCO$_2$の正常値を40mmHgから比べると，PaCO$_2$は60mmHgまで20mmHg増えていることがわかる．これをもとに計算すると，

$$⊿HCO_3^- = 0.35 × (60 - 40) = 7mEq/L$$

になる．

理論的にはHCO$_3^-$は7mEq/Lだけ上昇していることになるので，24 + 7 = 31mEq/L程度になっていることになる．実際のデータをみてみると，測定値はHCO$_3^-$ = 30mEq/Lと計算の範囲で上昇しているので，問題はない．ということは，代償も適切に起きていることが評価できたことになるから，他の酸塩基平衡の異常があるとは考えなくていいことになる．

評価

 本ケースではCO_2が蓄積したことで，呼吸性アシドーシスが起きていると考えることができるね．その原因は現病歴と照らし合わせると，COPDの増悪によって肺胞低換気が悪化したことが原因になりそうだね．

この事例に起きていること
- 酸塩基平衡異常：呼吸性アシドーシス
- 原因：COPDに伴う肺胞低換気

Memo

CASE4 酸塩基平衡の分析②

呼吸性アルカローシス

CASE❹ 22歳の女性. 胸部絞扼感, 手足のしびれを主訴に救急外来を受診. 同僚によると, 仕事での失敗を上司に叱責されたことをきっかけに呼吸が荒くなったとのこと. しびれのほかに, ふらつきや息苦しさを訴えている.

バイタル 血圧110/65mmHg, 心拍数120回/分, SpO₂ 100％, 呼吸回数35回/分. もともと不安障害があり抗不安薬を内服していたが, ここ最近は内服をしていなかったとのこと.

● 測定値：室内気

pH	7.61	Hb (mg/dL)	13.8
PaCO₂ (mmHg)	27	Hct (%)	40.5
PaO₂ (mmHg)	96	Na (mEq/L)	136
SaO₂ (%)	96	Cl (mEq/L)	101
HCO₃⁻ (mEq/L)	22	K (mEq/L)	4.2
BE (mEq/L)	2.2	Lac (mmol/L)	1.9

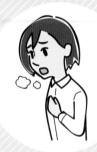

Step 1 アシデミアかアルカレミアを評価する

 pHが7.61ということは, 高いからアルカレミアになる.

Step 2 アルカレミアの原因は？

 $PaCO_2$ が27mmHgと低い. 一方で, HCO_3^- は22mEq/Lと正常範囲内にあるね. ということは, CO_2 が下がること, つまり体内の酸が減少することでアルカレミアに傾いていることがわかる. なので, 呼吸性アルカローシスということになる. BEは2.2mEq/Lと高いが正常範囲から逸脱しているわけではないから, 代謝性アシドーシスやアルカローシスではないことがわかるね.

Step 3 AGを計算する

 今回の事例は, 代謝性アシドーシスではないけど計算すると,

$$Na - (Cl + HCO_3^-) = 136 - (101 + 22) = 13$$

となる.

Step 4 最後に代償をみていこう

今回の事例では，HCO_3^- が22mEq/Lと正常範囲の下限だね．アルカレミアではHCO_3^-は増加するはずだけど，ここで低下している．ということは，呼吸性アルカローシスに対して腎臓の代償性変化が起きていると解釈できる．CASE❸と違って突然発症しているから，急性的な代償がどこまで行われているか確認する必要がある．この事例では"急性期"呼吸性アルカローシスになるね．

腎臓の代償は時間がかかるので，「急性期」の場合，代償できる程度も低くなる．目安は$PaCO_2$が10mmHg減少すると2.0mEq/L減少すると説明したね（p.60，図31）．計算しやすくすると，$PaCO_2$が1mmHg変化すると，HCO_3^-は0.2mEq/L減ることになる．計算式で示すと，

$$\varDelta HCO_3^-（HCO_3^-変化量）= 0.20 \times \varDelta PaCO_2（PaCO_2変化量）$$

$PaCO_2$は正常値から実際のデータから計算できるから，$PaCO_2$の正常値（40mmHg）から比べると$PaCO_2$は27mmHgと，13mmHg減っているね．
これをもとに計算すると，

$$\varDelta HCO_3^- = 0.2 \times (40 - 27) = 2.6mEq/L$$

になる．

 理論的にはHCO_3^-は2.6mEq/Lだけ減少することになるので，24 − 2.6 ＝ 21.4mEq/Lぐらいになっていることになる．実際のデータをみてみると，HCO_3^-は22mEq/Lと計算値の範囲内で減少しているから問題はないことがわかる．ということは，代償も適切に起きていると評価できたことになるから，他の酸塩基平衡の異常があるとは考えなくていいことになるね．

評価

 本ケースは不安障害をもつ患者さんだったね．ほかに既往歴もない．上司の叱責をきっかけに過呼吸（35回／分）になっていることから，過換気症候群が起きていそうだね．過換気症候群が起きると肺胞でのガス交換が通常以上に起きる．そうなると，過剰にCO_2が排出され，CO_2が減少したことで，呼吸性アルカローシスが起きた可能性が高い．

この事例に起きていること
- 酸塩基平衡異常：**呼吸性アルカローシス**
- 原因：**過換気症候群**

CASE
5

酸塩基平衡の分析 ③
AG 正常型代謝性アシドーシス

CASE 5 4日前から頻回の下痢があり，救急外来を受診した55歳の男性．家族全員に強い嘔気と水溶性下痢を認めていたが，家族の症状は落ち着きつつある．
発熱はなく，腹痛もない．しかし，嘔気が続くためほとんど飲水もできていない．

バイタル 血圧98/50mmHg，心拍数114回/分，呼吸回数35回/分．

● 測定値：救急外来受診時

pH	7.23	Hb (mg/dL)	13.2
$PaCO_2$ (mmHg)	22.5	Hct (%)	38.9
PaO_2 (mmHg)	102	Na (mEq/L)	135
SaO_2 (%)	98	Cl (mEq/L)	110
HCO_3^- (mEq/L)	12	K (mEq/L)	3.8
BE (mEq/L)	− 10	Lac (mmol/L)	1.4

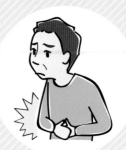

Step 1 アシデミアかアルカレミアを評価する

 pHが7.23なので，アシデミアなのがわかるね．

Step 2 アシデミアになった原因を考えていこう

 $PaCO_2$は22.5mmHgと減っている．そしてHCO_3^-は12mEq/Lと，こちらも減少している．アシデミアの場合，$PaCO_2$が増えるから$PaCO_2$が原因ではなさそうだね．そして，アシデミアの場合，HCO_3^-は減少する．
今回，HCO_3^-が減少しているので，代謝性アシドーシスが起きていることが評価できるね．
代謝性アシドーシスのときは，過剰塩基（BE）の評価もいきてくる．BEをみてみると，− 10mEq/Lと基準値よりもマイナス（−）に傾いていることがわかる．BEは塩基性物質が過剰に分泌されているかどうかを評価する指標だった．マイナス（−）ということは，塩基性物質が正常よりも少ないことを意味している．塩基性物質が少なくなってしまう理由を病態に合わせて考えてみよう．下痢の場合，消化液（とくに，膵液，胆汁，腸液）に含まれるHCO_3^-が体外に大量に排泄されてしまう．そのために，塩基性物質が体内から減少する．その結果，酸塩基平衡のバランスが崩れてしまう．HCO_3^-が減少することで，中和さ

れずにH⁺が増えてしまうから，血液は酸性に傾くことになるんだ．BEが減少してみえるのも，HCO_3^-が減少しているからだね．そのため，BEは正常よりもマイナス（－）に傾く結果になる．つまり，BEが正常よりもマイナス（－）に傾く場合は代謝性アシドーシスの指標になるんだ．

Step 3　ここでAGを評価する真価が問われる

AGを計算することで，代謝性アシドーシスの原因を絞ることができる．
では計算してみよう．

$$AG = Na - (Cl + HCO_3^-) = 135 - (110 + 12) = 13mEq/L$$

となる．

AGの基準値は12±2なので，計算されたAG＝13mEq/Lは基準値から変化していないことになる．つまり，AG正常型代謝性アシドーシスに分類されるわけだ．AG正常型代謝性アシドーシスの原因は，下痢，尿細管性アシドーシス，生理食塩水の大量投与などになる．

ここで注意するのはアルブミンの値だったね．アルブミンは陰性荷電物質なので，陰イオンと同じ働きをするんだね．アルブミン値が低いと蛋白質（主にアルブミン）やリン酸塩・硫酸塩といった物質が増加しても，AGを正確に判断できなくなる．

そのため，AGに補正をかけてあげるんだったね．この事例では，アルブミン値は4.2mg/dLと正常値だったので補正不要だよ．

Step 4　最後に代償をみていこう

本ケースは代謝性アシドーシスなので，肺の代償機能が活躍することになる．$PaCO_2$は22.5mmHgと低下していたね．アシデミアでは$PaCO_2$は増加するはずだけど，低下しているということは，代謝性アシドーシスに対して呼吸性代償変化が起きていることを示している．

肺の代償は腎臓に比べてすみやかに起きるから，代謝性代償と違って急性期や慢性期といった分類はないよ．代謝性アシドーシスの場合は，HCO_3^-が1mEq/L下がると，$PaCO_2$が1.2mmHg減少する．

計算式で示すと，

$$\Delta PaCO_2 = 1.2 \times \Delta HCO_3^-$$

ΔHCO_3^-は正常値から実際のデータを引くことで計算できるから，HCO_3^- 24mEq/Lから比べると，実際のデータは12mEq/L減少していることがわかるね．これをもとに計算すると，

$$\Delta PaCO_2 = 1.2 \times (24 - 12) = 14.4mmHg$$

になる．

理論的にはPaCO$_2$は14.4mmHg減少することになるので，正常に代償していれば40－14.4＝25.6mmHg程度に変化することになる．実際のデータはPaCO$_2$ 22.5mmHgと計算した理論値よりも低いことがわかる．正常な代償だけだと，25.6mmHgまでしかPaCO$_2$が減少しない．でも，実際は22.5mmHgなので，さらにPaCO$_2$が下がる酸塩基平衡異常やその原因が存在することになる．PaCO$_2$が下がる酸塩基平衡異常は呼吸性アルカローシスだったね．つまり，この事例では正常の代償よりもPaCO$_2$が減少しているから，代償以外の酸塩基平衡異常が起きている可能性を考える必要がある．

よくよく患者さんの情報をみると，呼吸回数が35回/分と速いから，そのためにPaCO$_2$が減少した可能性があるね．

評価

本ケースでは下痢による代謝性アシドーシスが起きていると考えることができる．さらに，過換気に伴う呼吸性アルカローシスも生じてそうだね．

この事例に起きていること
● 酸塩基平衡異常：AG正常型代謝性アシドーシス，
　　　　　　　　　 呼吸性アルカローシス
● 原因：下痢，過呼吸

Memo

酸塩基平衡の分析 ④
AG上昇型代謝性アシドーシス

CASE ⑥ 2型糖尿病を既往にもつ40歳の女性．3日前から微熱が出現し食欲減退．食事摂取の代わりに清涼飲料水を2.0Lほど飲水．経口摂取ができなくなったことに加え，徐々に意識の低下を認め救急車で受診となる．

入院時 血糖値425mg/dL，血圧82/45mmHg，心拍数110回/分．

● 測定値：救急外来受診時

pH	7.28	Hb （mg/dL）	11.6
PaCO₂ （mmHg）	26.2	Hct （%）	38.6
PaO₂ （mmHg）	112	Na （mEq/L）	135
SaO₂ （%）	98	Cl （mEq/L）	99
HCO₃⁻ （mEq/L）	12.3	K （mEq/L）	4.5
BE （mEq/L）	−20.8	Lac （mmol/L）	1.7

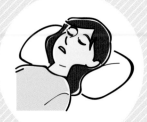

Step 1 アシデミアかアルカレミアを評価する

 pHが7.28なので，アシデミアなのがわかるね．

Step 2 アシデミアになった原因を考えていこう

 PaCO₂は26.2mmHgと減っている．そして，HCO₃⁻は12.3mEq/Lとこちらも減少している．アシデミアの場合，PaCO₂が増えるからPaCO₂が原因ではなさそうだね．アシデミアの場合HCO₃⁻は減少する．

この事例では，HCO₃⁻が減少していることがデータから確認できるので，代謝性アシドーシスが起きていることが評価できるね．BEも−20.8mEq/Lと基準値よりも−に傾いていることがわかるね．データをみていると，**CASE⑤**とほとんど同じにみえるけど，どうだろう．

Step 3 代謝性アシドーシスなので AG を計算する

 代謝性アシドーシスなので，きちんとAGを計算するよ．

$$AG = Na - (Cl + HCO_3^-) = 135 - (99 + 12.3) = 23.7\,mEq/L$$

となる．

AGの基準値は12±2なので，計算されたAG 23.7mEq/Lは基準値から増えていることになる．つまり，AG上昇型代謝性アシドーシスに分類されるわけだ．

AG上昇型代謝性アシドーシスの原因は，「乳酸アシドーシス，ケトアシドーシス，腎不全，中毒」などになる．ちなみに，この事例もアルブミン値は4.2mg/dLと正常値だったので補正不要だよ．

（基礎編なので，補正 HCO_3^- の計算はスキップしよう！）

Step 4　最後に代償をみていこう

 CASE❺と同じだからサクサクいくよ．

計算式では，

$$\triangle PaCO_2 = 1.2 \times \triangle HCO_3^-$$

だったね．

$\triangle HCO_3^-$ は正常値から実際のデータを引くことで計算できるから，HCO_3^- 24mEq/Lから比べると，実際のデータは11.7mEq/L減少していることがわかるね．これをもとに計算すると，

$$\triangle PaCO_2 = 1.2 \times (24 - 12.3) = 14.04 mmHg$$

になる．

 理論的には $PaCO_2$ は14.04mmHgだけ減少することになるので，正常に代償していれば $40 - 14.04 = 25.96 mmHg$ 程度に変化することになる．実際のデータは $PaCO_2$ 26.2mmHgと計算した理論値の範囲で減少しているね．ということは，代償は適切に起きていることが評価できる．なので，ほかの酸塩基平衡の異常があるとは考えなくていいことになるね．

評価

 本ケースは，2型糖尿病の患者さんの発熱だったね．血糖値も高く糖尿病性ケトアシドーシスが起きている可能性があるね．AG上昇型代謝性アシドーシスの原因のなかにケトアシドーシスが含まれるから，現病歴と照らし合わせるとケトアシドーシスが原因で代謝性アシドーシスが起きた可能性が高いだろうね．

 この事例に起きていること
- 酸塩基平衡異常：AG上昇型代謝性アシドーシス
- 原因：糖尿病性ケトアシドーシス

酸塩基平衡の分析 ⑤
代謝性アルカローシス

CASE ⑦ 一昨日，旧友とともに居酒屋で会食をした70歳の男性．昨日からひどい腹痛と嘔吐を主訴に来院．

バイタル 血圧89/56mmHg，心拍数110回/分，皮膚は乾燥し，立ちくらみを自覚．

● 測定値：救急外来受診時

pH	7.48	Hb (mg/dL)	12.5
$PaCO_2$ (mmHg)	49	Hct (%)	38.6
PaO_2 (mmHg)	80	Na (mEq/L)	147
SaO_2 (%)	94	Cl (mEq/L)	96
HCO_3^- (mEq/L)	38.4	K (mEq/L)	4
BE (mEq/L)	10.3	Lac (mmol/L)	1.7

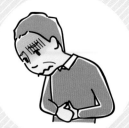

Step 1 アシデミアかアルカレミアを評価する

 pHが7.48なので，アルカレミアなのがわかるね．

Step 2 アルカレミアになった原因を考えていこう

 $PaCO_2$は49.0mmHg，HCO_3^-は38.4mEq/Lとどちらも上昇している．アルカレミアの場合，$PaCO_2$は減少するんだったね．その代わりHCO_3^-が上昇しているから，代謝性アルカローシスが起きていることがわかるね．

BEは10.3mEq/Lと基準値よりもプラス（＋）に傾いている．BEがプラス（＋）に傾くときは代謝性アシドーシスと違って，塩基性物質が体内に蓄積していることを反映している．ということは，塩基性物質の蓄積によってアルカレミアが生じていることになるから，「代謝性アルカローシス」が起きているとBEからもわかるよ．

Step 3 AGを計算しよう

 $AG = Na - (Cl + HCO_3^-) = 147 - (96 + 38.4) = 12.6$ mEq/Lになる．AGの基準値は12 ± 2なので基準値から変化していないことになるね．

Step 4 最後に代償をみていこう

代謝性アルカローシスの場合は，HCO_3^-が1mEq/L上がると，$PaCO_2$が0.7mmHg上昇する．

計算式で示すと，

$$\Delta PaCO_2 = 0.7 \times \Delta HCO_3^-$$

ΔHCO_3^-は正常値から実際のデータを引くことで計算できるから，HCO_3^- 24mEq/Lから比べると，実際のデータは14.4mEq/L上昇していることがわかるね．これをもとに計算すると，

$$\Delta PaCO_2 = 0.7 \times (38.4 - 24) = 10.08\,mmHg$$

になる．

理論的には$PaCO_2$は10.08mmHgだけ増加することになるので，正常に代償していれば40＋10.08＝50.08mmHg程度に変化することになる．実際のデータは$PaCO_2 = 49$mmHgと計算した理論値と同じぐらいになるので，適切に代償が起きていることがわかるね．なので，他の酸塩基平衡の異常があるとは考えなくていいことになる．

評価

本ケースは，嘔吐が主訴の患者さんだったね．胃液の中にはたくさんの酸（H^+）が含まれている．嘔吐によって酸が喪失してしまうと，酸の量よりも塩基性物質のほうが多くなってしまう．その結果，代謝性アルカローシスが起きた可能性が高いだろうね．

この事例に起きていること
- 酸塩基平衡異常：代謝性アルカローシス
- 原因：嘔吐

Memo

② 事例で学ぶ アドバンス編

ここからは**アドバンス編**だ！　より実践的な事例で学んでいくよ．
これまで学んだ知識をつなげ，患者さんの状況，バイタルサイン，
血液ガス分析の数値などから，患者さんが「なぜこの
ような状態になっているのか」を紐解いていこう！

※ CASE1 ～ 14 で取り上げている事例は，すべて模擬患者です．

呼吸困難感を自覚して救急外来を受診した患者さん

CASE 1 80歳の女性．既往歴は高血圧と胃がんに対する部分切除術を行っている．季節が変わり肌寒くなってきた時期から咳嗽と発熱・呼吸困難感を自覚し，救急外来を受診．室内気では，SpO_2は89％と低い．胸部X線画像上もスリガラス陰影を認め，肺炎と診断された．そのため，酸素療法・抗菌薬治療のため入院となった．救急外来到着時の血液ガス分析の結果は以下になる．

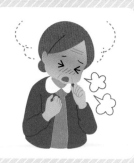

● バイタルサイン

- 血圧95/65mmHg，心拍数110回/分，呼吸回数26回/分
- 体温39.2℃，SpO_2 89％（室内気）
  → 94％（シンプルマスク10L/分）

● 血液ガス分析：室内気

pH	7.43	MetHb（%）	0.02
$PaCO_2$（mmHg）	40	COHb（%）	0.4
PaO_2（mmHg）	58	Na（mEq/L）	142
SaO_2（%）	89	Cl（mEq/L）	112
HCO_3^-（mEq/L）	24	K（mEq/L）	4.2
BE（mEq/L）	1.5	Lac（mmol/L）	3.2
Hb（mg/dL）	11.9	Alb（g/dL）	4.3
Hct（%）	38.6		

呼吸の評価 3step + 1でアセスメント

Step 1　PaO_2，SaO_2

　さっそくガス交換の指標をみていこう．まずは，室内気でSaO_2が89％，PaO_2が58mmHg．$PaCO_2$の蓄積はないので，「Ⅰ型呼吸不全」があることがわかるね．

PaO_2を年齢換算すると「$100 - (0.3 \times 80$歳$) = 76$mmHg」と計算できる．80歳の基準値からしてもPaO_2は低いね．SaO_2，PaO_2ともに低いことから，ガス交換障害が起きていることがわかる．

Ⅰ型呼吸不全に対して酸素投与を開始すると，SpO_2が94％まで上昇しているので，酸素投与に対する反応はよいことがわかるね．

Step 2 Hb

Hbは11.9mg/dLと基準値から大きく逸脱していない．あわせてHb分画を確認すると，MetHbは0.02％，COHbは0.4％．基準値範囲内の値と病歴から一酸化炭素中毒はなさそうだね．貧血による酸素運搬障害も起きてなさそうだ．

 Step 3 Lac

Lacは3.2mmol/Lということは基準値よりも高い．酸素需要に対して，酸素の供給不足が起きていることがわかる．

 ＋1 PaCO$_2$

最後に換気の評価もするよ．PaCO$_2$は40mmHgとCO$_2$の蓄積はなさそうだね．ということは，換気に異常が起きてはなさそうだ．

酸素化・換気の評価〜酸素化が悪化した原因は？

 Lacが上昇していますね．

 その原因を考えていくと，PaO$_2$やSaO$_2$が低下しているため，ガス交換障害の発症が関係していることが予測できる．

Hbが低下していないことから，酸素運搬能には問題はなかったんだろうね．胸部X線画像上もスリガラス陰影を認めているため，肺炎が生じたことによって低酸素血症が起きたと考えることができる．

① A-aDO$_2$を使って酸素化が悪化した原因を考える

酸素化が悪化した原因をもう少し踏み込んで考えてみよう．もし，酸素化が悪化した原因が特定できていないとき，肺が悪いのか，肺以外に原因があるのかを絞りこむためにはどうしたらいいだろう？

こんなときに活用できる指標が，A-aDO$_2$（肺胞気－動脈血酸素分圧較差）だったね．「忘れたな〜」って人は，102ページをもう一度確認してみよう．

A-aDO$_2$は肺胞に含まれている酸素量と動脈血に含まれる酸素量に差があるか，をみる値．肺胞から動脈血へうまく酸素の運搬ができないときに，肺胞と動脈血に含まれる酸素分圧に差できる．つまり，肺胞気に比べて動脈血の酸素分圧が著明に低下してしまうため，A-aDO$_2$が上昇する．

A-aDO₂に異常がみられる場合は，拡散障害・換気血流比不均衡・シャントといった病態が起きている可能性があって，「肺」に原因があることが考えられる．一方で，肺胞気と動脈血の酸素分圧に差があまりみられないときは，肺胞から動脈血への移動には問題がないことがわかる．肺胞から動脈血への酸素の移動が問題ないのに，PaO_2が低い場合は，肺胞に到達する酸素量がそもそも少ない可能性が考えられる．つまり，肺胞低換気が起きていることが予測されるんだ．

肺胞低換気が起きたときは$PaCO_2$も同時に発生しているはずなので，CO_2の上昇にも注意が必要だね．肺胞低換気の原因には呼吸中枢（鎮静など）の問題，神経・筋肉の問題（呼吸筋疲労など），肺・胸郭の異常（COPD，肥満など）が考えられるので，「肺以外」の病態が関係していることが予測される．このことを念頭に置きながら，もう少し考えてみよう．

■表　A-aDO₂の変化と病態

A-aDO₂	原因	病態
A-aDO₂ が正常 **（基準値以下）**	肺以外に問題がある	肺胞低換気
A-aDO₂ が異常 **（基準値よりも高い）**	肺に問題がある	拡散障害，換気血流比不均衡，シャント

 まずは，計算式を思い出すよ．

A-aDO₂の基準値はA-aDO₂≦年齢×0.3で計算する．

今回の事例ではA-aDO₂≦24（24以下が正常，24より高い場合が異常）となる．

次に，A-aDO₂は下記の計算式になる．

$A\text{-}aDO_2 = 150 - PaCO_2/0.8 - PaO_2$

これは簡易式なので気になる人は102ページを参照するように．

本事例では，PaO_2 58mmHg，$PaCO_2$ 40mmHgなので計算すると，

$A\text{-}aDO_2 = 150 - 40/0.8 - 58 = 42\text{mmHg}$

とA-aDO₂の基準値に比べて高い．つまり，A-aDO₂に異常が起きていることがわかる．

ということは，「肺に問題が起きている」と考えることができるね．

といっても，拡散障害・換気血流比不均衡・シャントなどがありますよね．どれが問題の根本になるかまだわかっていないですよね？

そうだね！　でも，酸素化が悪化した原因が「肺」なのか「肺以外」なのか検討できただけでも大きな一歩だ．だけど，もう少しだけ考えてみようか．

② 酸素投与への反応から肺病変を考えてみる

 まずは，拡散障害・換気血流比不均衡・シャントといっても，この３つを完全に分類することは困難なことは覚えておいたほうがいい．たとえば，ARDSは炎症によって肺胞内や間質に水分が貯留する肺水腫の状態になる．そのため，肺胞が虚脱してしまうことでシャントを生じる病態の１つになる．さらに，間質に水分が貯留するということは，拡散障害も起こしていることになるよね．こう考えると，拡散障害とシャントが複合的に起きていることがわかるね．

 今回の原因は肺炎だね．肺炎は換気血流比不均衡を起こす病態の１つになる．22ページで「100%酸素投与をすることは，シャントの有無や程度を確認する検査になる」と話したことがあるけど，覚えているかな？

今回の病態では，換気血流比不均衡はシャントと違って，酸素投与量を増やすことでSpO_2などの数値が上昇する場合がある．シャントが作られるとガス交換に関与できない肺胞や血流ができてしまう．そのため，いくら酸素投与してもガス交換に関与できない部分があるのでSpO_2が上昇しないことがある．今回は酸素投与後にどんな変化があったかな？

 SpO_2の上昇があったと思います！

 そうだね．つまり，酸素投与後にSpO_2の上昇を認めているので，シャントよりも「換気血流比不均衡」の原因になるような病態（肺炎・喘息・COPD・肺塞栓など）が影響していることを考えることができる．とはいえ，最終的には画像診断や臨床症状などとあわせて複合的に評価することが大事になるよ．

CASE 1 このケースのポイントと患者さんの状態

- ●A-aDO_2から酸素化の悪化の要因について検討する．
- ●酸素投与への反応から病態を検討することが大事．

患者さんの状態

◆肺炎によるⅠ型呼吸不全

ARDSは複合的に生じているから，病態が複雑なんだ……

CASE 2 食事が取れなくなり自宅で寝たきりとなっていた患者さん

 ここからは呼吸・酸塩基平衡も問題がある患者さんの事例だよ！

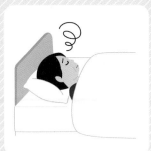

CASE 2 夫との死別をきっかけにあまり食欲がなく，自宅で過ごす時間が増えていた65歳の女性．倦怠感も強くなり，数日前からベッドから起き上がることなく寝たきりとなっていた．徐々に呼吸困難感が出現し意識混濁もみられたため，緊急入院となる．入院時，低酸素血症を起こしており酸素投与が開始された．入院時のバイタルサインや酸素投与下での血液ガス分析の結果は以下の通り．

● バイタルサイン

- 血圧 158/78mmHg，心拍数 100回/分，呼吸回数 30回/分
- 体温 36.2℃，SpO_2 98%（リザーバーマスク 15L/分）
- 呼吸音：下肺野にかけて呼吸音はほとんど聴取できなくなる

● 血液ガス分析の結果：リザーバーマスク 15L/分

pH	7.50	MetHb（%）	0.03
$PaCO_2$（mmHg）	30	COHb（%）	0.5
PaO_2（mmHg）	80	Na（mEq/L）	135
SaO_2（%）	98	Cl（mEq/L）	101
HCO_3^-（mEq/L）	20.4	K（mEq/L）	3.8
BE（mEq/L）	1.9	Lac（mmol/L）	2.6
Hb（mg/dL）	12.1	Alb（g/dL）	4
Hct（%）	40.2		

呼吸の評価 3step＋1でアセスメント

Step 1 PaO_2，SaO_2

 ガス交換の指標をみていこう．リザーバーマスク15L/分でSaO_2が98%，PaO_2が80mmHgだね．PaO_2を年齢換算すると「100 −（0.3×65歳）＝80.5mmHg」と計算できる．どうだろうか？　数値的には基準値と違いはないから，呼吸状態は問題ないとするかな？

そんなことないよね．リザーバーマスクから酸素投与をしても，PaO_2が80mmHgは明ら

かに低いことがわかる．だから，ガス交換障害が起きていることは明白だね．CASE❶では
A-aDO$_2$を測定することでガス交換障害の問題が，"肺"の問題なのか，"肺以外"の問題なのか検討したけど，このケースでもできそうかな？

 計算するためには，室内気で評価しないといけないので，酸素投与を中止してみます！

ちょっと待って！　こんな緊急事態に酸素投与を中止して，A-aDO$_2$を評価することはナンセンスだ．こんなときは想像力がモノをいうんだ．リザーバーマスク15L/分で酸素投与をしないといけない状態で，酸素投与をしてもPaO$_2$が80mmHg程度にしか上昇していないということは，何かしらの肺の障害が起きていると容易に想像できるね．
リザーバーマスク15L/分は，一般的に吸入酸素濃度がほぼ100％でしょ？（表1）それほどの酸素濃度を投与されているのに，「PaO$_2$が80mmHg程度しかないんかいっ！」ってツッコミが大事かもしれないね．
酸素投与してSaO$_2$は少し上昇してそうだけど，まだSaO$_2$は低い．これだけの酸素投与をしてもPaO$_2$が上昇していないから，換気血流比不均衡に加えて，シャントも起きているのかもしれないなって意識できると，より病態を意識した予測になるかもしれないね．

表1　酸素投与デバイスと酸素濃度

鼻カニューレ		簡易酸素マスク		オキシマスク		リザーバー付き酸素マスク	
流量	FiO$_2$	流量	FiO$_2$	流量	FiO$_2$	流量	FiO$_2$
1	24			1	24 ～ 27		
2	28			2	27 ～ 32		
3	32			3	30 ～ 60		
4	36			4	33 ～ 65		
5	40	5	40	5	36 ～ 69		
6	44	6	50			6	60
		7	60	7	48 ～ 80	7	70
						8	80
						9	90
				10	53 ～ 85	10	99
				12	57 ～ 89	12	99
				15	60 ～ 90	15	99

シャントにはARDSや肺動静脈奇形 (RAVM) といった「肺」に起因するものと，卵円孔開存 (PFO)，心房中隔欠損 (ASD)，心室中隔欠損 (VSD) といった「心臓」に起因するものがあった (p.21 表3参照)．ただ，今回のように急激に発症している低酸素血症を考えると，卵円孔開存，心房中隔欠損，心室中隔欠損，肺動静脈奇形などの病態が原因となって発症するのは考えにくい部分もあるね．

Step 2　Hb

 Hbは12.1mg/dLと基準値から大きく逸脱しているわけではない．あわせてHb分画を確認すると，$MetHb$が0.03％，$COHb$が0.5％．基準値範囲内の値と病歴から一酸化炭素中毒はなさそうなので，ここは問題ない．貧血による酸素運搬障害も起きていなさそうだね．

Step 3　Lac

 Lacが2.6mmol/Lということは基準値よりも高い．低酸素血症を起こしていたことからも，酸素需要に対して供給不足が起きていることがわかるね．

+1　$PaCO_2$

 最後に換気の評価．$PaCO_2$は30mmHgと低いことがわかる．これはどういうことだろう？　低酸素血症に伴って，呼吸回数が30回/分に増加している．そのため，換気量が増えることで$PaCO_2$の排出量が増加している．それによって，$PaCO_2$が低下しているね．

酸素化・換気の評価〜酸素化が悪化した原因は？

 何がLacの増加につながっているのか．確認していこう．このケースでは低酸素血症に伴ってLacの上昇があった．Hbの低下は起きていないので，貧血に伴うものではなさそうだね．
血圧や心拍数は維持されていることから，循環不全に伴うものでもなさそうだ．ということは「酸素化」が問題で低酸素血症が起きている可能性が高いことがわかる．このケースは徐々に呼吸不全・低酸素血症などの症状が出現している．

 これだけではどんな疾患が原因か特定できないので，胸部X線画像やCTを撮影したところ，造影CTで肺血栓塞栓症は認められなかったけど，広範囲の無気肺が確認された．つまり，今回の低酸素血症の原因は長期間に伴う寝たきりによって無気肺が形成されたことがわかったよ．

pHも気になるね．酸塩基平衡についてもきちんと確認していこう！
酸塩基平衡の確認は4Stepだったね（p.70参照）．

酸塩基平衡の評価 4stepでアセスメント

Step 1 pH

まずはアシデミアかアルカレミアの
評価．pHが7.50ということは，「ア
ルカレミア」ということになるね．

Step 2 PaCO₂，HCO₃⁻

アルカレミアの原因をPaCO₂と
HCO₃⁻から評価してみよう．PaCO₂
は30mmHgと基準値よりも低い．そ
して，HCO₃⁻は20.4mEq/Lと基準
値よりも低くなっている．アルカレ
ミアは体内の酸が減少することで起
こる病態．ということは，PaCO₂が

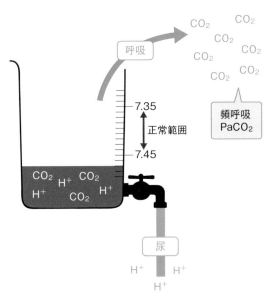

文献6）を参考に作成

減るか，HCO₃⁻が増えるかのどちらかになるはずだね．
今回はPaCO₂が減少しているので，PaCO₂の減少によってアルカレミアになっているこ
とになる．つまり，呼吸性アルカローシスということになるね．BEもみておくと，BEは
1.9mEq/Lと正常範囲内にとどまっているから，代謝性アシドーシスやアルカローシスで
はないことがわかるね．

Step 3 AG

AGは代謝性アシドーシスの場合，代謝性アシドーシスの原因をより詳細に考えるときに使
える．今回のケースでは，代謝性アシドーシスは起こしてしないようだけど，計算してお
こう．

計算式を復習すると

$AG = Na - (Cl + HCO_3^-)$ だったね.

計算すると,

$Na - (Cl + HCO_3^-) = 135 - (101 + 20.4) = 13.6$

と, 正常範囲内にとどまっていることになるね.

Step 4 代償

 今回のケースでは, HCO_3^- が20.4mEq/Lと正常範囲内よりも低いことがわかるね. アルカレミアの場合, pHを正常に保とうとしてHCO_3^- は低下するはずなので, 今回のHCO_3^- の低下は代償変化として起きている可能性が考えられる. 次に, 腎臓での代償変化で注意しないといけないことがあったけど, 何だったか覚えているかな?

 確か, 時間的なことだったと思います.

 その通り. ここで注意をしないといけないのは "腎臓の変化は時間がかかること!" そして, 数日前から呼吸困難を自覚していることを考えると, 呼吸性アルカローシスが慢性的に継続していた可能性があるので, 腎臓の代償も「慢性期」の変化で計算してみよう.

腎臓の代謝性代償の変化は, $PaCO_2$ が10mmHg減少すると5.0mEq/L減少すると説明したね. 計算しやすくすると$PaCO_2$ が1mmHg変化すると, 0.50mEq/L減ることになる. これらをあわせて計算式で示すと,

$$\varDelta HCO_3^- (HCO_3^-変化量) = 0.5 \times \varDelta PaCO_2 (PaCO_2変化量)$$

$\varDelta PaCO_2$ は正常値から実際のデータから計算できるから, $PaCO_2$ の正常値を40mmHgから比べると$PaCO_2$ は30mmHgまで10mmHg減少していることがわかる. これをもとに計算すると

$$\varDelta HCO_3^- = 0.5 \times (40 - 30) = 5.0mEq/L$$

 理論的にはHCO_3^- は5mEq/Lだけ減少することになるので, $24 - 5 = 19mEq/L$程度になっていることになる. 実際のデータをみてみると, 測定値はHCO_3^- が20.4mEq/Lと計算値の範囲内なので問題はない. ということは, 代償も適切に起きていることが評価できたことになるから, 他の酸塩基平衡の異常があることを考えなくていいことになる.

評価のまとめ

 本ケースでは，CO_2が過剰に排出されたことで呼吸性アルカローシスが起きていると考えることができる．その原因は現病歴と照らし合わせると，無気肺による低酸素血症に伴って呼吸回数が増加し，CO_2の排出が増えたことが原因と考えられるね．

CASE 2 このケースのポイントと患者さんの状態

- 酸素投与への反応から病態を検討することが大事．
- 頻呼吸が起きている場合，頻呼吸が生じた背景について検討することが大切．

患者さんの状態

◆無気肺による低酸素血症

◆低酸素血症による頻呼吸（CO_2排出の増加）による
呼吸性アルカローシス

CASE 3 術後に呼吸状態の悪化を認めた患者さん

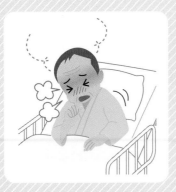

CASE ③ 肝細胞がんに対して肝部分切除術を実施した72歳の男性. 術後, 4日目から発熱・喀痰の増加を認めた. 胸部X線画像上, 両側に浸潤影を認め肺炎として抗菌薬治療が開始となった. 呼吸状態の悪化に対してはハイフローネーザルカニューラ(HFNC)を用いて酸素投与が開始となった. 既往歴に肝硬変, 高血圧をもつ. 入院時のバイタルサインや酸素投与下での血液ガス分析の結果は以下の通り.

● バイタルサイン

- 血圧 96/54mmHg, 心拍数 104 回 / 分, 呼吸回数 30 回 / 分
- 体温 38.1℃, SpO₂ 90% (室内気) → 96% (HFNC40L/ 分 50%)

● 血液ガス分析：HFNC40L/ 分 50%

pH	7.35	MetHb（%）	0.02
PaCO₂（mmHg）	35	COHb（%）	0.4
PaO₂（mmHg）	100	Na（mEq/L）	142
SaO₂（%）	95	Cl（mEq/L）	112
HCO₃⁻（mEq/L）	20	K（mEq/L）	4.3
BE（mEq/L）	− 1.5	Lac（mmol/L）	4
Hb（mg/dL）	12.5	Alb（g/dL）	4.1
Hct（%）	38.6		

呼吸の評価 3step ＋ 1でアセスメント

Step 1 PaO₂，SaO₂

 さっそくガス交換の指標をみていこう. HFNC使用下でSaO₂が95%, PaO₂が100mmHgだね. PaO₂を年齢換算すると「100 − (0.3 × 72歳) ＝ 78.4mmHg」と計算できる. HFNCを使用することで酸素化は改善してそうだね.

CASE ②と同じで, 室内気では酸素化を保つことができない状況を考えると, A-aDO₂を測定しなくても, 肺に何かしらの異常がありそうなことは予測できるね. 胸部X線画像上も

術後に浸潤影を認めていることから，ガス交換障害が起きている可能性が考えられる．

Step 2　Hb

 Hbは12.5mg/dLと基準値から大きく逸脱しているわけではない．術後ということもあって少し低いようにみえるけど，明らかに貧血を起こしているわけではなさそうだ．あわせてHb分画を確認すると，MetHbが0.02％，COHbが0.4％．基準値範囲内なのでここも問題ないね．

Step 3　Lac

 Lacが4mmol/Lということは，基準値よりも高い．酸素需要に対して供給不足が起きていることがわかる．

+1　$PaCO_2$

 最後に換気の評価．$PaCO_2$は35mmHgと減少していることがわかる．呼吸回数も30回/分と頻呼吸になっているので，$PaCO_2$の減少は呼吸回数の増加に伴い換気量が増加したことで起きたと考えられそうだね．つまり，換気障害は起きていないことが，$PaCO_2$の状況からいえるよ．

酸素化・換気の評価〜酸素化が悪化した原因は？

 本ケースは，PaO_2やSaO_2の値から，Ⅰ型呼吸不全が起きていると考えられる．酸素投与に投与によって酸素化が改善していることから，シャントよりも拡散障害や換気血流比不均衡が起きていたと考えられるね．胸部X線画像などから，医師は術後に肺炎が起きたのではないかと考えて，抗菌薬療法を開始している．

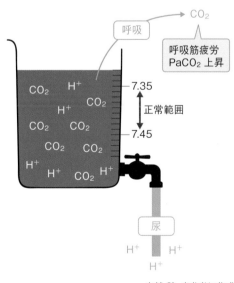

文献6）を参考に作成

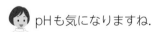 pHも気になりますね．

 いいところに気づいたね．$PaCO_2$の低下もあるので，酸塩基平衡の評価もしていこう．

酸塩基平衡の評価 4stepでアセスメント

Step 1　pH

 アシデミアかアルカレミアか評価してみよう．pHが7.350と低いので，アシデミアなのがわかるね．

Step 2　PaCO$_2$，HCO$_3^-$

 アシデミアの原因をPaCO$_2$とHCO$_3^-$から評価してみる．PaCO$_2$は35mmHgと低下している．そして，HCO$_3^-$も20mEq/Lと低下している．アシデミアは体の中に酸が蓄積することになるので「PaCO$_2$が増えるか，HCO$_3^-$が減るか」のどちらかになる．そうすると，HCO$_3^-$が減少することによるアシデミアになっていることがわかる．ということで，代謝性アシドーシスが原因になりそうだね．

 BEもみておくと，－1.5mEq/Lと正常範囲内にとどまっているから，代謝性アシドーシスやアルカローシスではないことがわかる．さっき，HCO$_3^-$の評価をしたときは，代謝性アシドーシスと判断したけど，BEの結果に異常はみられないね．どうしてだろう？　とりあえず，次のSTEP，AGを計算してみよう．

Step 3　AG

 HCO$_3^-$の低下からすると，代謝性アシドーシスということになる．AGの結果は

$$Na - (Cl + HCO_3^-) = 142 - (112 + 20) = 10\,mEq/L$$

となる．ということは，AG正常型代謝性アシドーシスということになるね．

Step 4　代償

 本ケースでは，HCO$_3^-$が20mEq/Lと低下していた．そして，PaCO$_2$も35mmHgに低下している．今回は代謝性アシドーシスに対して呼吸代償をしていると考えられるので，HCO$_3^-$が1mEq/L減少することに対して，PaCO$_2$は1.2mmHg低下することになる．計算式で示すと，

$$\triangle PaCO_2 = 1.2 \times \triangle HCO_3^-$$

になる．

$\triangle$HCO$_3^-$は正常値と実際のデータから計算できるから，HCO$_3^-$の正常値24mmHgから比べるとHCO$_3^-$は20mmHgまで減少していることがわかる．これをもとに計算すると

$$\triangle PaCO_2 = 1.2 \times (24 - 20) = 4.8\,mmHg$$

理論的にはPaCO₂は4.8mmHgだけ減少することになるので，40 − 4.8 ＝ 35.2mmHg程度になっていることになる．実際のデータをみてみると，PaCO₂の測定値は35.0mmHgと計算値と近いので問題ない．ということは，代償も適切に起きていることが評価できたことになる．そのため，他の酸塩基平衡の異常があるとは考えなくていい．

 本ケースでは，HCO₃⁻が低下したことによる代謝性アシドーシスが生じて，酸塩基平衡の異常が起きたということになる．

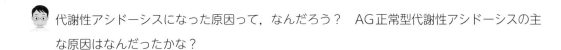

酸塩基平衡の評価は？

 代謝性アシドーシスになった原因って，なんだろう？　AG正常型代謝性アシドーシスの主な原因はなんだったかな？

確か，下痢や尿細管性アシドーシスだったと思います．今回のケースは，術後に肺炎を起こしたのが原因ですよね？　肺が原因で酸塩基平衡異常が起きたほうが違和感がないです．

そうだね．なんか，今回の病態と代謝性アシドーシスだけがしっくりこない感じだよね．病態から考えられる代謝性アシドーシスの原因となると，低酸素血症によって乳酸が産生されているので，乳酸アシドーシスに伴うAG上昇型代謝性アシドーシスのほうがしっくりくるね．答えを言ってしまうと，本ケースは「AG正常型代謝性アシドーシス」ではないんだ．

いつも通りに血液ガス分析を読みましたが，どこがいけなかったのでしょうか？　計算は間違っていなかったと思うのですが……

計算は間違っていないよ．ここが酸塩基平衡の注意点になるんだけど，血液ガス分析って異常が起きる前は「pH 7.40，PaCO₂ 40mmHg，HCO₃⁻ 24mEq/Lの正常な状態である」という前提で血液ガス分析をしている．だけど，そこが血液ガス分析の難しいところであり，弱点でもあるんだ．患者さんによっては「普段の血液ガス分析の結果が正常ではないこと」がある．

本ケースは，そんな典型的な例を示している．患者さんは肝硬変を既往歴にもっていたね．肝硬変は普段から酸塩基平衡異常をきたす病態の典型例になるから，肝硬変に伴う酸塩基平衡異常を説明してから，もう一度，酸塩基平衡の評価を行ってみよう．

肝硬変患者の酸塩基平衡異常の評価とは

 肝硬変の病態について考えてみよう.
肝硬変は「肝臓に慢性的な炎症が起こり，細胞の破壊と再生を繰り返す中で徐々に線維化が起きる. その結果，肝臓の細胞が破壊されて肝機能が低下する病気」だね.

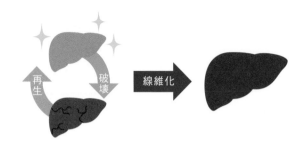

 そして，肝機能が低下した患者さんでは「呼吸回数が増加し換気量が増加すること」が知られている（図1）.

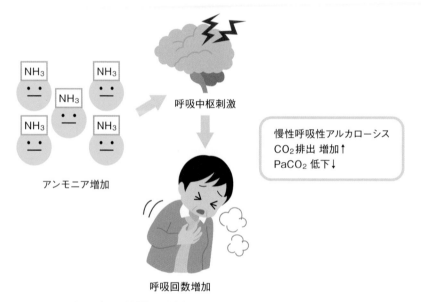

図1　肝硬変の呼吸回数増加の機序

 おそらく，腹水が溜まって肺が圧排されたことで呼吸回数が増加したと思うかもしれないけど，腹水が原因ではない. 肝硬変の場合，肝機能の低下にともなってアンモニアが分解されずにアンモニアの血中濃度が高くなる. 他にも肝臓の働きが悪くなると，さまざまな物質やホルモンが分解できずに高値となる.
アンモニアなどの中枢刺激性物質が増加すると，中枢刺激性物質によって呼吸中枢が刺激されて換気量が増加することになる. 換気量が増加すると$PaCO_2$の排出量が増えるので，$PaCO_2$は低下する. 肝硬変患者さんでは$PaCO_2$の低下が慢性的に起きている. つまり，慢性呼吸性アルカローシスの状態になるんだ.

さらに慢性呼吸性アルカローシスの場合，身体は代償することでpHを正常値に保とうとする．その結果，$PaCO_2$もHCO_3^-も低い状態になる．わかりやすく具体的な数値で示すとこんな感じになる．pHは正常だけど，$PaCO_2$とHCO_3^-の両方が正常値に比べて低く，この変化でpHを正常に保っていることがわかるね．

この血液ガス分析の結果を読んでみよう．

> 例：pH=7.45
>
> $PaCO_2$=30mmHg
>
> HCO_3^-=20mEq/L

Step 1　pH

pHは正常値よりも少し高いので，とりあえずアルカレミアになる．

Step 2　$PaCO_2$，HCO_3^-

アルカレミアとなる原因は，$PaCO_2$が減少していることが要因となっているね．

Step 3　AG

呼吸性アルカローシスなので，とりあえずAGは割愛する．

Step 4　代償

呼吸性アルカローシスに対する代償は，腎臓による代償だったね．今回は慢性的な呼吸性アルカローシスに対する代償になるので「慢性期」の代償で計算できる．この場合，$PaCO_2$が10mmHg低下するごとに，HCO_3^-が5mEq/L低下する．わかりやすくいうと，$PaCO_2$が1mmHg低下するごとにHCO_3^-は0.5mEq/L低下することになる．計算式で示すと，

$$\varDelta HCO_3^- = 0.5 \times \varDelta PaCO_2$$

となる．

計算すると0.5×（40－30）＝5mEq/L低下することになる．

理論的な値は24－5＝19mEq/Lとなる．適切な代償が起きているとHCO_3^-は19mEq/Lまで低下する．計測値は代償の範囲内で変化していることになる．ということで，肝硬変の患者さんのもともとの状態は「慢性呼吸性アルカローシス」の状態ということになる．

肝硬変患者として，酸塩基平衡を評価する

 肝硬変患者さんの元の状態を理解したところで，もう一度，現在の状況を確認してみよう．先ほどの肝硬変患者さんの血液ガス分析の例を本ケースの患者さんの正常な状態と仮定するよ．

Step 1 pH

 肝硬変患者さんではpHは7.45だった．そこからpH＝7.35に変化しているね．pHは低下しているのでアシデミアであることは間違いないね．

Step 2 $PaCO_2$，HCO_3^-

 では，アシデミアになる原因はどうだろう？
肝硬変患者さんの$PaCO_2$は30mmHg．そこから$PaCO_2$が35mmHgに変化しているので，増加していることになるね．HCO_3^-はどちらも20なので変化していない．ということは，$PaCO_2$が増加したことによって，アシデミアとなったことになる．呼吸性アシドーシスという判断になるんだ．

評価のまとめ

 本ケースでは$PaCO_2$が低下しているようにみえるけど，呼吸性アシドーシスが正解．呼吸性アシドーシスの原因になりそうな病態はあるかな？

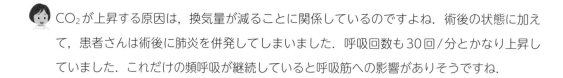 CO_2が上昇する原因は，換気量が減ることに関係しているのですよね．術後の状態に加えて，患者さんは術後に肺炎を併発してしまいました．呼吸回数も30回／分とかなり上昇していました．これだけの頻呼吸が継続していると呼吸筋への影響がありそうですね．

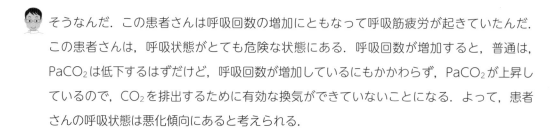 そうなんだ．この患者さんは呼吸回数の増加にともなって呼吸筋疲労が起きていたんだ．この患者さんは，呼吸状態がとても危険な状態にある．呼吸回数が増加すると，普通は，$PaCO_2$は低下するはずだけど，呼吸回数が増加しているにもかかわらず，$PaCO_2$が上昇しているので，CO_2を排出するために有効な換気ができていないことになる．よって，患者さんの呼吸状態は悪化傾向にあると考えられる．

もしかすると，患者さんだけでは呼吸を維持できなくなる危険性があることが想像できるので，非侵襲的陽圧換気 (NPPV) や挿管して人工呼吸器管理が必要になる可能性が出てくるかもしれない，そんなケースになる可能性があるんだ．

 まとめると，肝硬変を既往歴にもつ患者さんは，通常の酸塩基平衡が異なる可能性がある．本ケースでは「慢性呼吸性アルカローシス」が普段から起きていた．そこに肺炎によって低酸素血症が起こり，呼吸回数の増加に伴って呼吸筋疲労を起こし，急性呼吸性アシドーシスが起きた可能性があるね．

肝硬変患者は慢性呼吸性アルカローシスを起こしている可能性がある

そもそも，通常の状態が違っていたんですね．こっちのほうが患者さんの病態に合致するような気がします．

呼吸性アルカローシスを起こす病態は他にもあるから，**表1**にまとめておくね．今回は，ちょっと複雑な酸塩基平衡異常の患者さんの病態を読んでみたよ．本ケースで大事なことは"通常の酸塩基平衡が異なる場合があること"，"血液ガス分析の結果を説明できる病態があるかどうか確認すること"．通常の酸塩基平衡が異なるものは覚えておかないと対応できない．そして，血液ガス分析の結果が患者さんの病態を説明できるかみる必要があるね．

表1　慢性の過換気状態を呈する病態

慢性の過換気状態
・貧血
・妊娠
・肺不全
・高地生活
・脳血管障害　など

 最初に「代謝性アシドーシス」と判断したときは，患者さんの病態とは違っているような感じだったね．その違和感がとても大切になるんだ．違和感があるということは，血液ガス分析の解釈に間違いがあったり，まだ患者さんの病状をきちんと把握できていなかったりする可能性がある．だから，アセスメントを継続する必要があるよ．

- 血液ガス分析は，普段は「pH=7.40，$PaCO_2$=40mmHg，HCO_3^- =24mEq/Lの正常な状態である」ことを前提にしている.

- 肝硬変患者は，通常状態から呼吸回数の増加によって酸塩基平衡異常（呼吸性アルカローシス）がある.

- 頻呼吸が起きている場合，頻呼吸が生じた背景について検討することが大切.

- 頻呼吸によって，呼吸筋疲労を起こす可能性がある.

- 呼吸筋疲労が起きている場合，人工呼吸器の装着を考慮する.

患者さんの状態

◆肺炎による低酸素血症

◆肝硬変による慢性呼吸性アルカローシス

◆頻呼吸・低酸素血症に伴う呼吸筋疲労による
　急性呼吸性アシドーシス

Memo

COPD 患者さんの急性増悪

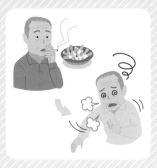

CASE❹ 重度の喫煙歴のある70歳男性. これまでに病院の受診歴はない. 2日前から鼻汁や咽頭痛を自覚していた. 今朝から発熱が出現した. 昼ごろから意識がもうろうとし息苦しそうだったため, 家族が救急要請をし救急外来を受診した. 救急外来でのバイタルサイン・血液ガス分析の結果は以下の通り.

● バイタルサイン

- 血圧 130/70mmHg, 心拍数 120回/分, 呼吸回数 20回/分, 意識レベル E2V1M4
- 体温 38.0℃, SpO₂ 86%（室内気）
- 呼吸：努力様呼吸, 両肺野で喘鳴（wheeze）を聴取する

● 血液ガス分析：室内気

pH	7.20	MetHb（%）	0.03
PaCO₂（mmHg）	62	COHb（%）	0.5
PaO₂（mmHg）	50	Na（mEq/L）	140
SaO₂（%）	86	Cl（mEq/L）	99
HCO₃⁻（mEq/L）	28	K（mEq/L）	4.2
BE（mEq/L）	1.9	Lac（mmol/L）	2.5
Hb（mg/dL）	11.1	Alb（g/dL）	4.2
Hct（%）	37.5		

呼吸の評価 3step＋1でアセスメント

Step 1　PaO₂, SaO₂

 さっそくガス交換の指標をみていこう. 室内気でSaO₂が86%, PaO₂が50mmHgだ. PaO₂を年齢換算すると「100 −（0.3×70歳）＝79mmHg」と計算できる. 測定値と照らし合わせると明らかにガス交換障害が起きていることがわかる.

 次に, 室内気の血液ガス分析なのでA-aDO₂も計算してみよう. まずはA-aDO₂の基準値を計算する. そうすると, A-aDO₂≦21（21以下が正常, 21より高い場合が異常）となる. 基準値が計算できたので, A-aDO₂を計算してみよう.

A-aDO₂ ＝ 150 − 62/0.8 − 50 ＝ 22.5

となるので，基準値よりも高いことがわかる．つまり，PaO_2の低下が肺の問題によって起きていると判断できる．

Step 2 Hb

 Hbは11.1mg/dLと基準値から大きく逸脱しているわけではない．Hb分画もMetHbが0.03％，COHbが0.5％になっているね．意識障害などがあるけど，病歴から一酸化炭素中毒もなさそうなのでここは問題ないね．

Step 3 Lac

 2.5mmol/Lということは基準値よりも高い．心拍数は多いけど，血圧は130/70mmHgと維持できていそうだ．頻脈による循環障害も否定はできない．
また，発熱もあるので酸素の需要が高まっている可能性もあるね．だけど，確認した限りだとPaO_2やSaO_2がかなり低いので，ガス交換障害が酸素需要と供給のバランスを崩す主な要因になっていることは間違いないだろうね．

+ 1 PaCO₂

 $PaCO_2$は62mmHgとかなり蓄積していることがわかる．$PaCO_2$はどうしてこんなに上昇したのかな？

発熱や呼吸困難感が症状にあります．肺炎や間質性肺炎などが疑わしいように思いますが，どれも$PaCO_2$を上昇させるような病態ではなさそうですね？

そうだね．主に肺炎などは換気血流比不均衡となることが多いね．今回，低酸素血症となった要因には，たしかに肺炎などが関係している可能性はありそうだ．だけど，$PaCO_2$を上昇させる病態ではないね．もう一度，病歴をみてみようか．

酸素化・換気の評価～酸素化の悪化，CO_2が上昇した原因は？

重度の喫煙歴があるのが気になりますね．それと2日前から鼻汁や咽頭痛などがあること．その後，努力様呼吸・喘鳴の聴取などを身体所見から考えていくと，感染に伴うCOPDの急性増悪も可能性として考えられそう……．

本ケースは，胸部X線画像撮影などから「感染に伴うCOPDの急性増悪」と診断されたんだ．では，Ⅱ型呼吸不全，つまり，PaO_2の低下や$PaCO_2$の上昇はCOPDの急性増悪で説明で

きそうか考えてみよう．COPDは換気血流比不均衡を認める疾患の1つになる．また，肺の過膨張や気道抵抗の増大などに伴ってCO₂の排出に有効な肺胞換気量を十分に維持できず，$PaCO_2$が増加しやすい病態となる．いずれも，COPDの病態と関連していることがわかるね．

酸塩基平衡の評価 4stepでアセスメント

$PaCO_2$の上昇に伴って酸塩基平衡の異常も起きていそうなので評価をしていこう．

Step 1 pH

 pHは7.20なのでアシデミアなのがわかるね．

Step 2 $PaCO_2$，HCO_3^-

 アシデミアの原因はどうかな？ $PaCO_2$は62mmHgと基準値よりも高く，HCO_3^-も28mEq/Lと基準値よりも高いね．アシデミアは体の中に酸が蓄積することになるから，$PaCO_2$の上昇がアシデミアの原因になっていることがわかる．つまり，呼吸性アシドーシスになるね．

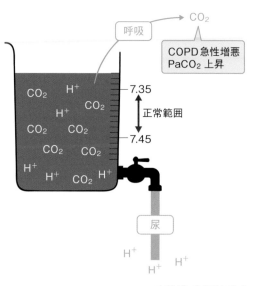

文献6）を参考に作成

BEもみておくと，1.9mEq/Lと正常範囲内にとどまっているから，代謝性アシドーシスやアルカローシスではないことがわかるね．

Step 3 AG

 本ケースは，代謝性アシドーシスではないけど計算すると，

$$Na - (Cl + HCO_3^-) = 140 - (99 + 28) = 13$$

と正常範囲内にとどまっていることになるね．

Step 4 代償

 本ケースでは，HCO_3^-が28mEq/Lと上昇していることがわかるね．呼吸性アシドーシスの場合，腎臓での代償性変化をみていくことになる．受診日当日から呼吸困難感が出現しているから，「急性期」の変化で計算してみよう．

腎臓の代謝性代償の変化は，$PaCO_2$が10mmHg増えると1.0mEq/L上昇すると説明したね．計算しやすくすると$PaCO_2$が1mmHg変化すると，0.1mEq/L増えることになる．計算式を示すと，

$$\Delta HCO_3^- = 0.1 \times \Delta PaCO_2$$

となる．

$\Delta PaCO_2$は正常値と実際のデータから計算できるから，$PaCO_2$の正常値40mmHgから比べると，$PaCO_2$は62mmHgと22mmHg増えていることがわかる．これをもとに計算すると

$$\Delta HCO_3^- = 0.1 \times (62 - 40) = 2.2mEq/L$$

になる．

理論的にはHCO_3^-は2.2mEq/Lだけ上昇していることになるので，24＋2.2＝26.2mEq/L程度になっていることになる．実際のデータをみてみると，測定値はHCO_3^-＝28mEq/Lと代償変化の範囲を超えていることになるね．

酸塩基平衡の評価は？

腎臓での代償変化以上にHCO_3^-が増加しています．もしかして，別の酸塩基平衡異常も含んでいるのでしょうか？

その可能性も捨てきれないね．HCO_3^-を増加させる病態なので，代謝性アルカローシスということになるね．つまり，呼吸性アシドーシスと代謝性アルカローシスが合併していると評価することもできるね．だけど，今回も違うんだ．

CASE❸で「もともと，酸塩基平衡異常が起きている患者さん」の血液ガス分析の評価をしたね．今回も同じようなケースになるんだ．今回はCOPDだったね．COPDは日本語で"慢性閉塞性肺疾患"とよばれるように，慢性的な病態だね．つまり，COPDも慢性的な酸塩基平衡異常が起きる可能性がある病態の1つになるよ．

COPD患者の酸塩基平衡異常

COPDはもともと，肺の過膨張や気道抵抗の増大といった病態が存在する．それにより肺の弾力性が低下することで，CO_2の排出が十分にできなくなる．その結果，普段から$PaCO_2$が高い状態が続いていることがあるんだ．

慢性的に$PaCO_2$が高い状態が続くと「慢性呼吸性アシドーシス」の状態となる．酸塩基平衡

異常が起きると，それに対して体は，HCO_3^-の量を増やしてpHを正常に維持しようと働くようになるんだ．つまり，COPDの患者さんでは，通常の状態でも代償変化が起きているところからスタートすることになる．

だけど，このケースでは急性増悪から数時間しか経過していないので，「慢性期」の代償変化ほど変化はしていない．そのため，COPDの急性増悪に伴う代償変化は「急性期」と「慢性期」の代償変化の間くらいに位置することが多いといわれている．

「慢性期」の代償変化で計算すると，PaO_2が1mmHg増加すると，0.35mEq/L増加する．

$$\varDelta HCO_3^- = 0.35 \times (62 - 40) = 7.7 \text{mEq/L}$$

なので，理論的には24＋7.7＝31.7mEq/L程度に変化することになる．先ほどの「急性期」と「慢性期」の代償変化を数値で示すと「26.2〜31.7mEq/L」ということになるね．

 HCO_3^-の測定値は28mEq/Lだったので，ちょうど，この範囲に含まれることになる．つまり，今回の代償変化は，COPDを既往にもつ患者さんのCOPD急性増悪では，適切な代償範囲と考えることができるので，他に酸塩基平衡異常は起きていないと判断できるんだ．

再評価・まとめ

 本ケースでは，最初は$PaCO_2$の蓄積にともなって急性呼吸性アシドーシスが起きたと判断したね．しかし，患者さんの背景にはCOPDがあり，日常的な高二酸化炭素血症に伴って「慢性的呼吸性アシドーシス」となっていることがあるんだ．

代償の評価をすると，HCO_3^-の変化が「急性期」と「慢性期」の代償の間にあったね．つまり，「慢性的呼吸性アシドーシス」に伴う代償変化に「急性期」の代償変化が重なった可能性があると考える．よって，感染をきっかけにCOPDの急性増悪を引き起こした．その結果，慢性呼吸性アシドーシスと急性呼吸性アシドーシスが起きたと評価するよ．

 本ケースでは「COPDを既往にもつ患者さん」がそもそもどのような呼吸状態（$PaCO_2$が高い）なのか，どのような酸塩基平衡異常（慢性呼吸性アシドーシス）なのか，といったことを理解したうえで判断しないといけないケースだったね．

なぜCOPDではCO_2が蓄積する？

 COPDでは気道の狭窄や肺の弾力性の低下によって，息を十分に吐き出すことが困難になる（図1）．その結果，一回換気量が減少し肺胞にCO_2が貯留しやすくなるんだ．

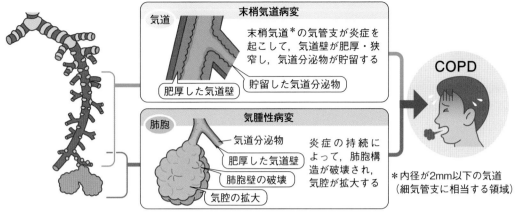

図1 COPDの肺の状態

COPDの肺では，慢性的な炎症や線維化によって，肺胞の壁や気管支の末端は破壊されて袋状に拡大する．その結果，弾力がない萎んだゴム風船みたいになるため空気の流れが悪くなる．また，気道も炎症によって気管支粘膜・壁が肥厚して空気の通過する内腔が狭くなる．それと同時に，気道分泌物の痰も増加することになる．

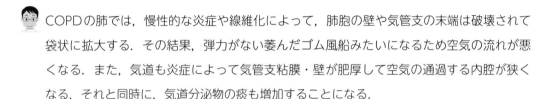

CASE 4 このケースのポイントと患者さんの状態

- COPD患者は通常状態から酸塩基平衡異常が起きている可能性がある．

- COPD急性増悪の場合，普段から代償機構が働いているため，代謝性代償は「急性期」と「慢性期」の間ぐらいに位置することがある．

- COPDの急性増悪を起こした原因（感染など）の治療を行う．

患者さんの状態

◆ COPDの急性増悪・換気血流比不均衡による，低酸素血症

◆ COPDの既往歴から，慢性呼吸性アシドーシス

◆ COPDの急性増悪による，急性呼吸性アシドーシス

救急外来で，冬場に出会う中毒？

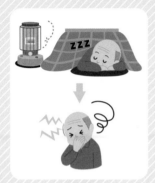

CASE ⑤ 冬の寒い日に救急外来を受診した95歳男性．夜間，石油ストーブをつけたままコタツで就寝していた．朝起きると頭痛，吐き気，めまいがあったため，受診に至った．別室で寝ていた妻には，明らかな症状はみられない．患者さんに喫煙歴はない．救急外来に受診したときは，少しぼーっとしている状態ではあったが，室内気でSpO₂ 98％と明らかなSpO₂の低下は認めていなかった．救急外来でのバイタルサイン・血液ガス分析の結果は以下の通り．

●バイタルサイン

- 血圧 146/88mmHg，心拍数 100回/分，呼吸回数20回/分
- 体温 36.2℃，SpO₂ 98%
- 呼吸：とくに呼吸様式や呼吸音に異常はみられない

●血液ガス分析：室内気

pH	7.30	MetHb（%）	0.03
PaCO₂（mmHg）	36	COHb（%）	32
PaO₂（mmHg）	75	Na（mEq/L）	142
SaO₂（%）	68	Cl（mEq/L）	105
HCO₃⁻（mEq/L）	20	K（mEq/L）	4.8
BE（mEq/L）	−6.5	Lac（mmol/L）	4.2
Hb（mg/dL）	12.1	Alb（g/dL）	4
Hct（%）	40.2		

呼吸の評価 3step＋1でアセスメント

Step 1 PaO₂，SaO₂

 さっそくガス交換の指標をみていこう．室内気でPaO₂が75mmHg，SpO₂が98％，呼吸回数が20回/分になる．「呼吸回数は少し多いようだけど，SpO₂は98％なので問題なさそう」と思ったかもしれない．本当にそうだろうか？

 PaO₂を年齢換算しても「100−（0.3×95歳）＝71.5mmHg」なので，PaO₂も問題ないですよ？

その通り，PaO$_2$を年齢換算しても問題はない．では，SaO$_2$はみたかな？

あれ？　SpO$_2$は高いのに，SaO$_2$は68％と低いです．どうしてこんなことが起こっているのでしょうか？

よく気がついたね．そうなんだ．本ケースで問題になるのは，SpO$_2$とSaO$_2$の値に乖離があることなんだ．答えに近づくためにSTEP2に進んでから解説するよ．

Step 2　Hb

Hbは12.1mg/dLと基準値から大きく逸脱しているわけではない．Hbに問題はなさそうだね．では，Hb分画はどうだろうか？

MetHbが0.03％，COHbが32％になっています．COHbがとっても増えています！

本ケースではCOHbが増加している．病歴では石油ストーブをつけたまま眠ってしまっている．血液ガス分析の結果もCOHbが高く，頭痛・吐き気・めまいなどの症状があることがわかるね．これらは一酸化炭素中毒時に起きる症状だから，救急外来に運ばれた原因は一酸化炭素中毒の可能性が濃厚だね．

一酸化炭素中毒で，なぜSaO$_2$とSpO$_2$の値に乖離が起きたのでしょうか……？

まず，Hbは主に酸素化ヘモグロビン（O$_2$Hb），脱酸素化ヘモグロビン（HHb），メトヘモグロビン（MetHb），カルボキシヘモグロビン（COHb）の4種類がある（忘れた人は，p.29を参照）．血液ガス分析では，これらすべてのヘモグロビンのうち，O$_2$Hbが占める割合からSaO$_2$を算出している（図1）．つまり，MetHb・COHbなどを分けて測定することができる．

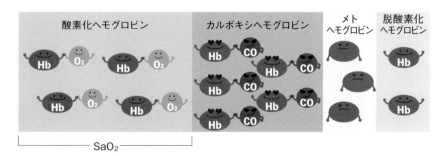

図1　SaO$_2$がみているもの：血液ガス分析

一方でSpO₂は，パルスオキシメーターなどを用いて測定している．このとき，パルスオキシメーターは赤色光と赤外光を当てることでO₂HbとHHbを光の吸収の程度を測定して分類している（図2）．だけど，パルスオキシメーターではO₂HbとCOHbを見分けることができないため，SpO₂を実際より高く表示してしまう．

逆にMetHbはHHbと吸光度が近いため，パルスオキシメーターでは，MetHbとHHbを区別できない．そのためMetHbが増えると「HHbが多い」と測定されてしまい，実際よりもSpO₂は低く表示されてしまう．今回のケースではCOHbが32％と増加していた．そのため，O₂Hbだけを測定するSaO₂とSpO₂の結果に乖離が起きることになるんだ．

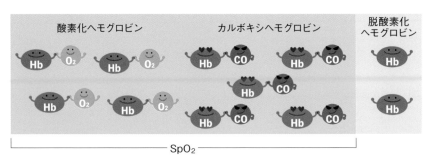

SpO₂：酸素化ヘモグロビンもカルボキシヘモグロビンも含まれる．

図2　SpO₂がみているもの：パルスオキシメーター

一酸化炭素は酸素の約250倍もHbとくっつきやすい特徴がある（図3）．Hbは，一酸化炭素が目の前にいても見向きもしない感じがイメージできるかもしれないね．

あと，一酸化炭素中毒の恐ろしいところは無味・無臭なところなんだ．だから，自分が一酸化炭素を吸っていることを意識できない．異臭がして「クサっ！！」って感じたら対処できるかもしれないけど，そうじゃないところがとても危険なんだ．そして，SpO₂だけでは評価できないことがわかったね．一酸化炭素中毒を疑ったときは，血液ガス分析を測定してCOHbを調べることがとても大事になるよ．

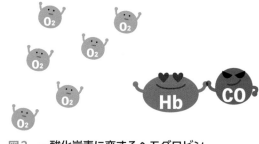

図3　一酸化炭素に恋するヘモグロビン

Step 3 Lac

一酸化炭素中毒のことがわかったところで，最後にLacを評価しよう．Lacは4.2mmol/Lということは基準値よりも高い．Lacの数値から，酸素需要に対して供給不足が起きていることがわかる．

+1 **PaCO₂**

 最後に換気の評価．PaCO₂は36mmHgとやや低い．だけど，肺胞低換気が起きているわけではなさそうだね．

酸素化・換気の評価：酸素化が悪化した原因は？

 本ケースではPaO₂やPaCO₂に異常がみられない．つまり，呼吸不全が起きているわけではなさそうだね．だけど，Lacが上昇していて，低酸素症に陥っていることが考えられる．今回のように呼吸に問題がない状態でも，一酸化炭素中毒によって低酸素血症が起きることがあると意識しておくことが重要だね．

一酸化炭素中毒によって動脈血酸素含有量(CaO₂)はどうなるか？

 なぜ，Lacは増加したのか？　細胞での酸素の需要と供給のバランスが崩れた理由は？　その理由を考えていくには，動脈血酸素含有量(CaO₂)を確認するといい．
CaO₂は動脈血中に含まれている酸素量の合計だったね．忘れた人はp.33(酸素化の指標④ 動脈血酸素含有量：CaO₂)を確認しよう．CaO₂の一般的な正常値は，20mL/dLになる．本ケースでCaO₂を計算してみよう．

$$CaO_2 = Hb \times 1.34 \times SaO_2 + 0.0031 \times PaO_2$$
$$CaO_2 = 12.1 \times 1.34 \times 0.68 + 0.0031 \times 75 = 11 + 0.23 = 11.23$$

 本ケースのCaO₂は約11.23と，正常値に比べるとかなり低下していることがわかるね(図4)．一酸化炭素中毒によるO₂Hbの減少に伴い，動脈血中に含まれる酸素量が著明に低下することで末梢まで運ばれる酸素量が低下して，需要と供給のバランスが崩れてしまいLacが上昇する．これが，Lacが増加した原因になるんだ．

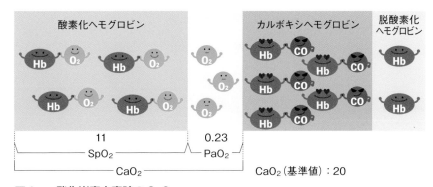

図4　一酸化炭素中毒時のCaO₂

酸塩基平衡の評価 4stepでアセスメント

 pHの問題も起きているから，酸塩基平衡についてもきちんと確認していこう.

Step 1 pH

 pHが7.30ということは，pHは下がっているのでアシデミアということになる.

Step 2 $PaCO_2$, HCO_3^-

 では，アシデミアの原因は呼吸性？ それとも代謝性？ $PaCO_2$は36mmHgと基準値よりも低い. そして，HCO_3^-は20mEq/Lと減少していることがわかる. アシデミアは体の中に酸が蓄積する

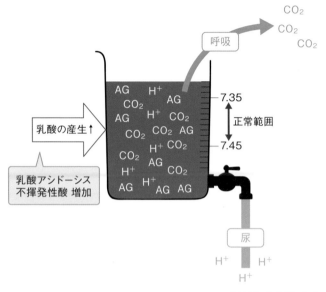

文献6）を参考に作成

ことになるから，$PaCO_2$が原因ではなく，HCO_3^-の減少からH^+が蓄積していることが想像できるね. ということは，代謝性アシドーシスということになる. BEをみても－6.5mEq/Lと低下していることがわかるので，代謝性アシドーシスが起きていることになるだろう.

Step 3 AG

 代謝性アシドーシスの場合，AGを計算することになるけど，どうだろうか. 計算すると

$$Na - (Cl + HCO_3^-) = 142 - (105 + 20) = 17$$

となるので，AG＝17になる. AGの基準値は12±2なので，AGは増加していることになる. AGが増加する代謝性アシドーシスのことを"AG上昇型代謝性アシドーシス"とよぶのだったね.

 代謝性アシドーシスの場合，アルブミン値にも注意が必要だったね. 低アルブミン血症の場合，AGが少なく見積もられてしまうことがある. ちなみに，この患者さんは4g/dLと正常範囲内だったので補正AGの評価は不要になるよ. あとは，なぜAG上昇型代謝性アシドーシスが起きたのだろう？ 病態から推測すると，どうだろう？

AG上昇型といえば，中毒，腎不全，ケトアシドーシス，乳酸アシドーシスがありましたね．あっ！　もしかして，乳酸のせいですか？

そうだね．今回の酸塩基平衡異常の原因は，乳酸が蓄積したことによるものだよ．乳酸が産生された原因はというと，これも一酸化炭素中毒になるよね．一酸化炭素中毒に伴う細胞への酸素の運搬障害が起きた結果，乳酸が産生されてAG上昇型代謝性アシドーシスが起きたという流れなわけだ．

次に，AG上昇型代謝性アシドーシスなので，補正 HCO_3^- も計算していこう．補正 HCO_3^- を計算することで，隠れた酸塩基平衡異常が確認できるよ．忘れた人は，p.56（補正 HCO_3^-：隠れた酸塩基平衡異常を評価する）を確認しよう．
計算式は

$$\Delta AG = 17 - 12 = 5$$
$$補正\,HCO_3^- = 実測\,HCO_3^- + \Delta AG$$
$$= 20 + 5 = 25\,mEq/L$$

補正 HCO_3^- の結果が24〜26の場合，正常ということになる．よって，「他の酸塩基平衡異常はない」という結論になるんだ．いろいろと計算をしないといけないけど，一つひとつ確認していくことで，患者さんの状態がわかってくるから，落ち着いて計算していこう！

Step 4　代償

代謝性アシドーシスの場合，呼吸で調整するのが代償だったね．今回の事例では，$PaCO_2$ は36mmHgと低下していた．HCO_3^- の減少に対してうまく呼吸で代償できているだろうか？肺での呼吸性代償の変化は，HCO_3^- が1mEq/L減ると，$PaCO_2$ は1.2mmHg減るんだったね．計算式で示すと，

$$\Delta PaCO_2 = 1.2 \times \Delta HCO_3^-$$

になる．

ΔHCO_3^- は正常値と実際のデータから計算できるから，HCO_3^- の正常値24mEq/Lから比べると HCO_3^- は20mEq/Lまで減少していることがわかる．これをもとに計算すると

$$\Delta PaCO_2 = 1.2 \times (24 - 20) = 4.8\,mmHg$$

になる．

理論的には $PaCO_2$ は4.8mmHg減少することになるので，40 − 4.8 = 35.2mmHg程度になっている．実際のデータをみてみると，$PaCO_2$ の測定値は36mmHgと代償の範囲内に

位置しているので，問題はない．ということは，代償も適切に起きていることが評価できるから，他の酸塩基平衡の異常があるとは考えなくていい．

評価のまとめ

 まとめるよ．本ケースでは，一酸化炭素中毒によって低酸素血症が起きていた．そして，低酸素血症によって乳酸アシドーシスが生じ，AG上昇型代謝性アシドーシスの病態を引き起こしたというわけだ．

一酸化炭素中毒は軽症の場合は，酸素投与を継続することで症状が改善していく．また，一酸化炭素をHbから引き離して酸素運搬を改善するために高気圧酸素療法を実施することもある．そして，一酸化炭素中毒は心室性不整脈や心不全などを引き起こす危険性もあるから，早急に一酸化炭素中毒を診断して，治療に進むことが重要なんだよ．

CASE 5　このケースのポイントと患者さんの状態

- 一酸化炭素中毒では，SaO_2とSpO_2の値に乖離が起きる．
- 一酸化炭素中毒は，CaO_2の著しい低下を引き起こすため低酸素血症を引き起こす．
- 一酸化炭素では，酸素投与や高気圧酸素療法を実施する．

患者さんの状態

- 一酸化炭素中毒による低酸素血症
- 低酸素血症による乳酸アシドーシスの結果，AG上昇型代謝性アシドーシス

知っておこう！ SpO_2 と SaO_2 に乖離が起きる病態

　SpO_2 と SaO_2 に乖離が起きる原因には，COHb，MetHb，スルフヘモグロビン(SHb)[*] の増加が関連しています．これらが増加した場合，SaO_2 は低下しますが，SpO_2 は低下しないことが特徴です．これはパルスオキシメーターではCOHb，MetHb などを見分けられないことが原因になります．COHbの増加の原因は一酸化炭素中になります．そして，MetHbの増加はさまざまな原因があります(表)．

[*]スルフヘモグロビン(sHb/SufHb)：ヘモグロビンが分解されたときに生成される物質．通常は1％未満しかないが，ダプソン(ハンセン病治療薬)，サルファ薬，メトクロプラミドなどの薬物や硫化物の中毒で上昇することが知られている．また，血液ガス分析装置で測定できる機種はあまり販売されていない．その場合は，血液検査で測定する必要がある．

■表　メトヘモグロビン血症となる要因

先天性		HbM
		NADH-MetHb　還元酵素欠損症
後天性	薬剤	亜硝酸アミル
		キノン系薬剤（クロロキン，プリマキン）
		ダプソン
		リドカイン
		ニトログリセリン
		ニトロプルシド
		フェナセチン（鎮痛薬）　不要
		サルファ薬（スルファメトキサゾールなど）
	化学物質	アニリン色素誘導体
		亜硝酸ブチル
		クロロベンゼン
		亜硝酸含有食品
		亜硝酸イソブチル
		ナフタレン
		ニトロフェノール
		硝酸銀
		トルニトロトルエン
小児		4 か月未満（NADH-MetHb　還元酵素 活性低下）

文献 1）を参考に作成

喘息発作による呼吸状態の悪化

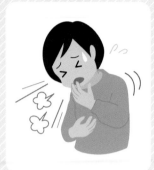

CASE 6 喘息の既往をもつ55歳の女性．数日前から徐々に咳嗽や呼吸困難感が増大し救急を受診した．室内気ではSpO$_2$は85％と低く，リザーバーマスク（10L/分）を使用し酸素投与を開始した．開始後も呼吸回数は32回/分，努力様呼吸が継続している．気管支拡張薬のネブライザー吸入を行ったが，呼吸状態の改善はみられず，鎮静を行い挿管管理を行うことになった．挿管する前の血液ガス分析の結果・バイタルサインは以下の通り．

● バイタルサイン

- 血圧 155/90mmHg，心拍数110回/分，呼吸回数32回/分
- 体温 37.5℃，SpO$_2$ 92％（リザーバーマスク10L/分使用中）
- 呼吸：喘鳴が聴取される

● 血液ガス分析：リザーバーマスク10L/分時点

pH	7.40	MetHb（％）	0.03
PaCO$_2$（mmHg）	40	COHb（％）	0.5
PaO$_2$（mmHg）	75	Na（mEq/L）	138
SaO$_2$（％）	92	Cl（mEq/L）	100
HCO$_3^-$（mEq/L）	26	K（mEq/L）	4.3
BE（mEq/L）	1.9	Lac（mmol/L）	2.5
Hb（mg/dL）	12	Alb（g/dL）	4.4
Hct（％）	39		

呼吸の評価 3step＋1でアセスメント

Step 1 PaO$_2$，SaO$_2$

さっそくガス交換の指標をみていこう．リザーバーマスク10L/分でSaO$_2$ 92％，PaO$_2$ 75mmHgだね．PaO$_2$を年齢換算すると「100－（0.3×55歳）＝83.5mmHg」と計算できる．酸素投与を行っていてもやはり低いことから，ガス交換障害が起きていることがわかる．

Step 2 Hb

Hbは12mg/dLと基準値から大きく逸脱しているわけではないから，貧血による酸素運搬

障害は起きてなさそうだね．あわせてHb分画を確認すると，MetHb 0.03%，COHb 0.5%になっているね．基準値範囲内の値であることと病歴から一酸化炭素中毒はなさそうなので，ここも問題ないね．

Step 3 Lac

 Lacは2.5mmol/Lということは基準値よりも高い．酸素需要に対して供給不足が起きていることがわかる．

+1 PaCO₂

 最後に換気の評価．$PaCO_2$は40mmHgと，とくに変化してなさそうだね．ということは，換気障害は起こっていないということになる．

酸素化・換気の評価：酸素化が悪化した原因は？

今回のケースは，CO_2の蓄積もないですし，単純に喘息発作によるガス交換障害が問題ということになりますね．

そうなんだ．酸素療法を行っているので$A\text{-}aDO_2$を直接測定することは困難だけど，CASE❷でも伝えたように，リザーバーマスク10L/分も使用して酸素投与を行っていることを考えると，肺に問題が起きていることが予測できる．だけど，$PaCO_2$の上昇はみられていないので「Ⅰ型呼吸不全」の状態だったことがわかるね．
だけど，もう一度，今回のケースの呼吸状態をみてほしい．SpO_2が低下していること以外に気づくことはないかい？

他には……呼吸が荒いですね！　呼吸回数が32回/分もありますし，努力様呼吸もあります．

とても重要な点だね．ここが本ケースのポイント．呼吸回数が増加すると$PaCO_2$が上昇するだろうか？　それとも，減少するだろうか？

普通は呼吸回数が増加することでCO_2の排出が増加して，低下すると思います．

その通り．本来，呼吸回数が増加するとCO_2の排出は増加して，$PaCO_2$の値は低下するはず．だけど，今回の場合は，正常の範囲内だった．普通に考えたら下がるはずの$PaCO_2$が下がっていないことが，とても重要な点なんだよ．

呼吸回数が増加しているのに，PaCO₂の低下がみられない

 本ケースでは，喘息発作をきっかけにⅠ型呼吸不全を起こして入院してきたね．気管支喘息の病態は「気道平滑筋が収縮し，気道粘膜がむくみ，気道が狭くなる．気道狭窄が起きると息を吐くことが困難になる」ものだったね（図1）．つまり，症状の進行によってCO_2の排出が困難になる場合もあるんだ．

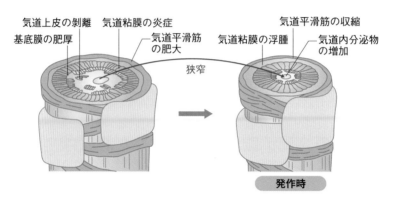

気道平滑筋が収縮し，気道粘膜がむくみ気道が狭くなる．気道狭窄が起きると息を吐くことが困難になる．

図1　気管支喘息の病態

 喘息発作が重度の場合，CO_2が蓄積しCO_2ナルコーシスに陥る場合もある．そう考えると，今回のケースは重症な状態だったことが予測されるね．

また，こうも考えられないかな？　発症初期の段階では頻呼吸によってCO_2の過剰な排出が起こっていた可能性がある．しかし数日間，症状が継続する中で，症状の重症化とともに，患者さんの呼吸筋が疲弊していた可能性も考えられるね．つまり，呼吸筋疲労を起こして，CO_2の排出障害，つまり，肺胞低換気の状態におちいっていたのかもしれない．いずれにしても，患者さんの呼吸状態はかなり重症な状態であったことは間違いなさそうだ．

 ここで，もう一度ポイントを押さえておこう！　血液ガス分析をするとき，「こうなるだろうな〜！」って予測を立てながら，アセスメントすることがとても大切になる．頻呼吸だったら，CO_2は排出されて減少しているはずだ．って意識できると，今回のように酸塩基平衡に異常がないことに「あれっ？　なんかおかしいな！」って違和感をもてると思う．

血液ガス分析は，あくまでも測定した時間の1時点の結果しか反映していない．だから，患者さんの状態が改善に向かっているときの血液ガス分析の結果なのか，病状が悪化しているときの結果なのかは，患者さんの状態とあわせて評価する必要がある．今回のケースは，気管支喘息によって徐々に呼吸状態が悪化していることが反映されている可能性があるため，人工呼吸器管理を行うことになったケースといえるね．

酸塩基平衡の評価　4stepでアセスメント

 患者さんの呼吸状態について理解できたところで，酸塩基平衡異常がないか確認しておこう．

Step 1　pH

 pHは7.40なので，酸塩基平衡異常はない．

Step 2　$PaCO_2$，HCO_3^-

 次に，$PaCO_2$とHCO_3^-から評価してみる．$PaCO_2$は40mmHgと正常範囲内だ．HCO_3^-は26mEq/Lとやや高いけど，pHが正常範囲なので酸塩基平衡異常に影響しているわけではなさそうだね．BEも1.9mEq/Lと正常範囲内にとどまっていることがわかる．

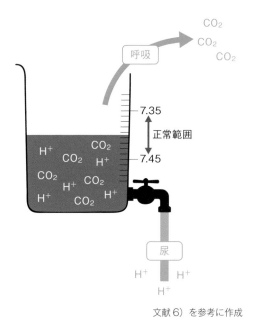

文献6）を参考に作成

Step 3　AG

 AGはというと，

$$Na - (Cl + HCO_3^-) = 138 - (100 + 26) = 12$$

と正常範囲内にとどまっていることになるね．

Step 4　代償

 最後に代償の評価と言いたいところだけど，酸塩基平衡異常が起きているわけではないので，代償の計算はできないね．

評価のまとめ

 酸塩基平衡の評価を行った結果，酸塩基平衡には異常はないことになるね．

このケースのポイントと患者さんの状態

- 患者さんの病態から予測をもって，血液ガス分析を読む．

- 頻呼吸が起きている場合，頻呼吸が生じた背景について検討することが大切

- 頻呼吸がある場合，本来，$PaCO_2$は減少するはず，$PaCO_2$が横ばいや増加している場合は呼吸筋疲労の可能性があるかもしれない!?

- 呼吸筋疲労を示唆する場合，人工呼吸器装着を検討する．

患者さんの状態

◆ 喘息による換気血流比不均衡で低酸素血症になっている

◆ 酸塩基平衡の異常はない

知っておこう！ $PaCO_2$が増加するときはどんなとき

　$PaCO_2$が増加するときは「肺胞低換気」が問題になるのでしたね．肺胞低換気はさまざまな要因で起きることから，肺胞低換気が起きる要因を区別しておかないと理解しにくくなるので，ここでまとめておきましょう．

　肺胞低換気が起きる要因をまとめるとき，呼吸のメカニズムを意識すると一連の流れで理解しやすくなります．

　呼吸は「呼吸中枢→末梢神経→呼吸筋→胸郭・胸膜→肺」の順番で連動して行われます．この経路のいずれかに異常があると，呼吸抑制が起こって結果的に肺胞低換気の低下につながります．たとえば，鎮静などや脳卒中などは呼吸中枢に影響を与えます．また，CASE❻での呼吸筋疲労は，呼吸筋に影響を与えていることになります．代表的な疾患を表にまとめたので確認してみてください！

■表　CO_2が貯留する病態

状態	呼吸の経路	病態	鑑別診断
息をしない	中枢神経系	肺胞換気量の低下	• 鎮静薬 • 脳炎・脳卒中 • 中枢性睡眠時無呼吸症候群 • 脳幹疾患 • 低体温症
息ができない	末梢神経系		• 頸椎損傷 • ギラン・バレー症候群 • 横隔膜神経損傷 • 筋萎縮性側索硬化症
	呼吸筋		• 重症筋無力症 • Lambert-Eaton 症候群 • 破傷風 • 周期性四肢麻痺 • 呼吸筋疲労
	胸壁・胸膜		• 後側弯症 • 胸郭形成術後 • Flail Chest
	上気道		• 窒息 • 急性喉頭蓋炎 • 声帯麻痺
呼吸が十分できない	肺	死腔量の増加	• 肺塞栓症 • 動的肺過膨張（COPD, 重症喘息） • 末期間質性肺炎

文献4）より引用

　頻呼吸をみると，過換気症候群やCASE❻のように肺障害から起きるものがあります．しかし，これら以外にも，アスピリン中毒に伴う代償や，何らかの酸塩基平衡異常に対する呼吸代償として過換気が起きている場合もあります．そのため，過換気によって呼吸性アルカローシスが起きている場合は，患者さんの背景を注意深く観察していく必要があります．表に代表的な疾患をまとめたので確認してみてください！

■表　過換気が起きる要因

原因部位	疾患
中枢神経障害	• 脳梗塞，脳出血 • 脳腫瘍
肺障害	• 肺炎 • 肺塞栓症 • 気胸 • 喘息 /CDPD • 高山病
心血管障害	• 心不全 • ショック
代謝性障害・中毒	• 糖尿病性ケトアシドーシス • アルコール性ケトアシドーシス • 低カルシウム血症 • 代謝性アシドーシスの呼吸代償 • サリチル酸中毒
内分泌障害	• 甲状腺中毒症 • 褐色細胞腫
精神障害	• 不安 • パニック障害 • 過換気症候群

文献4）より引用

Memo

CASE 7 人工呼吸器装着後の血液ガス分析は？

 CASE⑥の患者さんに挿管をした後に酸塩基平衡異常を認めた．これは病状が悪化しているサイン？

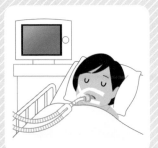

CASE⑦ ここでは，CASE⑥の続きをみてみよう．喘息発作をきっかけに呼吸状態が悪化し，挿管後，鎮静下で人工呼吸管理が開始となった．鎮静管理の開始後は，呼吸回数は18回/分，SpO₂は100％（FiO₂ 50％）と落ち着いている．人工呼吸器装着後の状態を評価するために血液ガス分析の測定を行った．人工呼吸管理・鎮静管理を行ったことで，患者さんの状態は落ちついたようにみえるが，バイタルサイン・血液ガス分析の結果はどうだろうか？

● バイタルサイン

- 血圧 105/65mmHg，心拍数 80 回/分，呼吸回数 18 回/分
- 体温 37.2℃，SpO₂ 100％（人工呼吸器装着中）

● 血液ガス分析：FiO₂ = 0.5

pH	7.20	MetHb（%）	0.03
$PaCO_2$（mmHg）	65	COHb（%）	0.5
PaO_2（mmHg）	120	Na（mEq/L）	138
SaO_2（%）	99	Cl（mEq/L）	100
HCO_3^-（mEq/L）	26.5	K（mEq/L）	4.3
BE（mEq/L）	1.8	Lac（mmol/L）	1
Hb（mg/dL）	12	Alb（g/dL）	4.4
Hct（%）	39		

呼吸の評価 3step＋1でアセスメント

Step 1 PaO_2，SaO_2

 人工呼吸器装着後でSaO_2 99％，PaO_2 120mmHgだ．挿管前は75mmHgだったので，だいぶPaO_2は改善したね．PaO_2の数値をみるだけだと，吸入酸素濃度が異なるので，本

当は比較ができなかったね．こんなとき，P/F比を計算すると，異なる吸入酸素濃度でPaO_2が改善しているのか，悪化しているのかを評価できるんだったね（忘れた人はp.90，P/F比をチェックしよう）．

では，P/F比を計算してみよう！

 挿管前は，リザーバーマスク10L/分だったので吸入酸素濃度を正確には測定できないけど，換算表から$FiO_2 = 0.99$として計算してみよう！（p.125 酸素投与デバイスと酸素濃度）

そうすると，

$$PaO_2/FiO_2 = 75/0.99 = 76$$

となるね．

次に，挿管後はどうだろうか？　挿管後のFiO_2は0.5だったね．

$$PaO_2/FiO_2 = 120/0.5 = 240$$

 こうやって計算してみると，P/F比は76から240へと上昇していることがわかるね（表1）．ただ，P/F比≦300となると急性呼吸窮迫症候群（ARDS）の診断基準の1つを満たすことになるので（p.90参照），まだまだ呼吸状態としては経過をみていく必要がありそうだね．

表1　挿管前後のP/Fの変化

	PaO₂（mmHg）	FiO₂（%）	P/F
挿管前	75	99	76
挿管後	120	50	240

Step 2　Hb

 このデータは**CASE❻**と同じになるので，問題はなさそうだ．

Step 3　Lac

 挿管する前は2.5mmol/LとLacの上昇を認めていた．挿管後はPaO_2も改善しているので，データも改善していると思うのだけど，実際にデータをみてみると1mmol/Lと低下しているね．

今回のケースでは正常範囲まで戻ってきているけど，もしも，今回の結果が正常範囲内までLacが減少していなかったとしても低下傾向であれば，ひとまず問題はないと思う．ここからどのように変化していくのか，経時的に評価するのが大切だね．

+1 PaCO$_2$

最後に換気の評価. PaCO$_2$はというと65mmHg！？　人工呼吸を開始して，PaCO$_2$が蓄積している感じだね.

酸素化・換気の評価：酸素化は改善したけど，換気は悪化した？

 どうしましょう？　なんか，PaCO$_2$も上がっていますし……. 患者さんの状態は悪化していませんか？

 確かにPaCO$_2$が上昇していることは気になる点だね. だけど，PaO$_2$やSaO$_2$をみると，酸素化は改善していそうだね. Lacも低下している. 鎮静・人工呼吸管理行ったことで，バイタルサインも落ち着き始めているように思う. とりあえず，PaCO$_2$の上昇もあるから酸塩基平衡異常の評価をしてから，状態が悪化しているのか. 経過観察でいいか考えてみよう.

酸塩基平衡の評価 4stepでアセスメント

Step 1　pH

 pHは7.20なのでアシデミアになっている.

Step 2　PaCO$_2$，HCO$_3^-$

 アシデミアになる原因はどうだろうか. PaCO$_2$は65mmHgと上昇していて，HCO$_3^-$も26.5mEq/Lに上昇している. アシデミアは体の中に酸が蓄積することで起きるので，PaCO$_2$が増えたことでアシデミアになったと考えられるね. このケースでは呼吸性アシドーシスということになる. BEもみておくと，1.8mEq/Lと正常範囲内にとどまっているから，代謝性アシドーシスやアルカローシスではないことがわかるね.

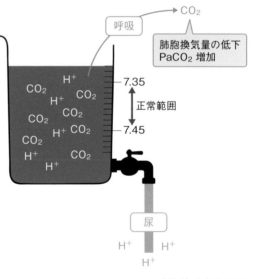

文献6) を参考に作成

Step 3　AG

 代謝性アシドーシスではないけど，計算すると

$$AG = Na - (Cl + HCO_3^-) = 138 - (100 + 26.5) = 11.5$$

と正常範囲内にとどまっていることになる．

Step 4　代償

 本ケースでは，HCO_3^-が26.5mEq/Lと上昇している．これは呼吸性アシドーシスに対して，腎臓の代償性変化が起きていることが影響していそうだね．腎臓の代償変化は「急性期か慢性期」か考えないといけないけれど，人工呼吸管理の開始の前後で変化していると考えて「急性期」の変化で計算してみよう．

腎臓の代謝性代償（急性期）の変化は，$PaCO_2$が10mmHg増えると1mEq/L上昇すると説明したね．計算しやすくすると$PaCO_2$が1mmHg変化すると，0.1mEq/L増えることになる．これらをあわせて計算式で示すと，

$$\varDelta HCO_3^- = 0.1 \times \varDelta PaCO_2$$

になる．

 $\varDelta PaCO_2$は正常値から実際のデータから計算できるから，$PaCO_2$の正常値を40mmHgから比べると，$PaCO_2$は65mmHgまで25mmHg増えていることがわかる．これをもとに計算すると

$$HCO_3^- = 0.1 \times (65 - 40) = 2.5mEq/L$$

になる．

 理論的にはHCO_3^-は2.5mEq/Lだけ上昇していることになるので，24 + 2.5 = 26.5mEq/L程度になっていることになる．実際のデータをみると，測定値は$HCO_3^- = 26.5mEq/L$と計算値と同様なので，問題はない．ということは，代償も適切に起きていると評価できるから，他の酸塩基平衡の異常があるとは考えなくていいことになる．

酸塩基平衡の評価は？

 本ケースでは，人工呼吸器装着後に$PaCO_2$が上昇している．よって，「呼吸性アシドーシスが起きている」と考えることができるね．

人工呼吸器装着後のPaCO₂の増加をどう考える？

 では，本ケースの本題に入ろう．人工呼吸装着後に$PaCO_2$が増加しているけど，高二酸化炭素血症をどう評価したらよいだろうか？　まずは，CO_2が増加した原因はなんだろう？　バイタルサインをみてみると，呼吸回数が挿管前後で32から18回/分に減っているね．$PaCO_2$は換気量によって変化する（表1）．「呼吸回数が増加したり，一回換気量が増える」と分時換気量が増えるので$PaCO_2$は減少する．一方で「呼吸回数が減ったり，一回換気量が減る」と分時換気量は減少するので$PaCO_2$は増加する．

表1 PaCO₂と換気量の関係

呼吸回数		一回換気量		肺胞換気量		PaCO₂
増加↑	✕	増加↑	＝	増加↑	➡	減少↓
減少↓	✕	減少↓	＝	減少↓	➡	増加↑

 本ケースでは，挿管前後で呼吸回数が大幅に減少している．その結果，$PaCO_2$が上昇した可能性がある．では，$PaCO_2$を正常範囲に戻すために「呼吸回数を増やしたり，一回換気量を増やす」ほうがよいだろうか？

人工呼吸管理をするうえで注意をしないといけないのが，陽圧換気によって引き起こされる「人工呼吸器関連肺損傷（ventilator-associated lung injury：VALI）」だ．これは人工呼吸器管理に合併して発症する肺傷害を指す．

本ケースで$PaCO_2$を正常範囲に戻すために，呼吸回数を増やしたり，一回換気量を増やした場合，換気量が増えるためVALIを引き起こす危険性がある．$PaCO_2$が高くても人工呼吸器管理による肺障害を予防するために，無理な設定にしないように管理することがあるんだ．このような考え方をPermissive hypercapnia（無理やり訳すと，許容された高二酸化炭素血症）とよんでいる．ARDSなどの硬くなった肺に無理な圧をかけることでVALIを引き起こしてしまうことから，肺保護戦略の1つとして考えられている．つまり，人工呼吸器装着中は，$PaCO_2$を無理に正常に保つ必要はないことになる．

知っておこう！ > 人工呼吸器関連肺損傷(ventilator-associated lung injury：VALI)

　人工呼吸器関連肺損傷は，人工呼吸器管理に合併して発生する肺の傷害(trauma)の総称です．VALIには圧肺傷害，容量傷害，無気肺傷害，化学傷害の4つの原因があります(表).

■表　VALIの4つの原因

圧迫傷害（barotrauma）
肺実質に高い圧がかかることで起きる肺の傷害 気胸や皮下気腫，縦隔気腫などを引き起こす
容量傷害（volutrauma）
高い容量の換気を継続して行うことで起きる肺の傷害 肺血管外水分量や肺血管透過性の上昇，肺浮腫などを引き起こす
無気肺傷害（atelectrauma）
肺胞が呼吸のたびに虚脱・開通することに関連して起きる肺の傷害 肺胞の傷害・肺水腫を引き起こす
化学傷害（biotrauma）
圧・容量・無気肺の3つの傷害によって細胞内メディエーターや炎症性サイトカインが発生し好中球が肺に集積する．さらに，メディエーターが肺血管透過性を亢進させ，多臓器不全を引き起こす

知っておこう！ > Permissive hypercapnia

　重症呼吸不全患者に対してPaCO$_2$やpHを正常化しようとすると，より多くの一回換気量を設定する必要がありました．その結果，肺の過膨張や高い気道内圧によって肺傷害が起きてしまいます．

　肺傷害を起こさないようにするには，小さい換気量にしたり，気道内圧を上げないような呼吸器設定にする必要があります．しかし，そうするとPaCO$_2$が増加することになるため，何を優先して人工呼吸器の設定を調整していくか悩ましい状況でした．1990年代に，ARDS患者に対して高二酸化炭素血症を許容しながら気道内圧の制限を行うことで予後が改善したことから，permissive hypercapnia が提唱されました．

評価のまとめ

 まとめていこう．本ケースでは，人工呼吸器装着後に$PaCO_2$の増加にともなって呼吸性アシドーシスが出現した．呼吸性アシドーシスに対して$PaCO_2$を減少させるために人工呼吸器の設定を変更するとVALIを引き起こす危険性があるため，Permissive hypercapniaの考えに基づいて，$PaCO_2$の上昇や酸塩基平衡異常は経過観察となった．

酸塩基平衡異常などをどの程度まで許容するのかは，医師の判断を確認する必要があるため，血液ガス分析の結果をみながら医師と相談し，継続的に経過を観察していくことになるよ．

CASE 7 このケースのポイントと患者さんの状態

- P/F値を用いて，人工呼吸器装着前後の患者さんの酸素化を経時的に評価する．
- 人工呼吸管理中では，高二酸化炭素血症が許容される場合がある．
- 高容量の換気などは，人工呼吸器関連肺損傷の原因となる．

患者さんの状態

- 喘息による換気血流比不均衡により，低酸素血症があった（CASE❻）が，人工呼吸器の装着で改善傾向にある
- 人工呼吸器管理開始後のCO_2増加により，呼吸性アシドーシスになっている

Memo

術後にシバリングを起こした患者さん

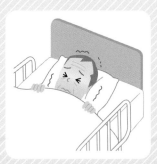

CASE 8 大腸がんに対してS状結腸切除術を受けた77歳の男性. 手術後, 入室時から「寒い. 寒い」と訴えられシバリングが生じていた. 急いで患者さんの全身状態を観察した後, 血液ガス分析を含む採血を実施した. 採血の結果は以下になる.

布団などで保温した後, 徐々に血圧などのバイタルサインは安定し始めた. 術直後の血液ガス分析の結果をみてみると以下のような結果であった. 手術後のためシンプルマスク6L/分で酸素投与の指示がでたため, 指示通り酸素投与を行っている. Lacの上昇を認めるが, 患者さんの状態は悪化しているのだろうか?

● バイタルサイン：手術後

- 血圧 178/102mmHg, 心拍数120回/分, 呼吸回数26回/分
- 体温 36.8℃, SpO₂ 100%（シンプルマスク6L/分）

● バイタルサイン：シバリングが治った後

- 血圧 140/75mmHg, 心拍数94回/分, 呼吸回数18回/分
- 体温 37.7℃, SpO₂ 100%（シンプルマスク6L/分）

● 血液ガス分析：シンプルマスク6L/分

pH	7.28	MetHb（%）	0.02
PaCO₂（mmHg）	28	COHb（%）	0.4
PaO₂（mmHg）	230	Na（mEq/L）	135
SaO₂（%）	100	Cl（mEq/L）	98
HCO₃⁻（mEq/L）	13.2	K（mEq/L）	3.7
BE（mEq/L）	-10.5	Lac（mmol/L）	5.2
Hb（mg/dL）	11.1	Alb（g/dL）	4.1
Hct（%）	38.5		

呼吸の評価 3step＋1でアセスメント

Step 1　PaO₂, SaO₂

術後のガス交換の指標をみてみよう. 術後指示の通りにシンプルマスク6L/分で酸素投与を行っているみたいだね. SaO₂ 100%, PaO₂ 230mmHgだった.

PaO_2を年齢換算すると「100 −（0.3×77歳）＝76.9mmHg」と計算できる．酸素療法を行なっているため，室内気での評価ではない．だけど，酸素投与によってPaO_2が230mmHgまで上昇していることから，ガス交換障害が起きているとは考えにくい．とりあえず，酸素化は問題ないとしよう．

Step 2　Hb

Hbは11.1mg/dLと術後のためやや低いが，基準値から大きく逸脱しているわけではない．そのため，貧血による酸素運搬障害が起きてなさそうだね．あわせてHb分画を確認すると，MetHb 0.02％，COHb 0.4％になっているね．術後に一酸化炭素中毒に陥るなんてことはないだろうから，ここも問題ないね．

Step 3　Lac

5.2mmol/Lということは，基準値よりも高い．酸素需要に対して供給不足が起きていることがわかる．

＋1　$PaCO_2$

最後に換気の評価．$PaCO_2$は28mmHgと低値だった．呼吸回数も術直後は26回/分と頻呼吸となっている．そのため，換気量の増加によって$PaCO_2$の排出が促進された感じだね．どうして呼吸回数が増加したのだろうか？
1つはシバリングが要因となって呼吸回数が増加した可能性があるね．もう1つは乳酸が上昇しているので，代謝性アシドーシスに伴う呼吸代償の可能性がある．代償によって頻呼吸が出現しているかは，酸塩基平衡の確認をしながら検討していこう．

酸素化・換気の評価〜酸素化に問題ないのにLacが上昇したのはなぜ？

このケースでは$PaCO_2$が低下していたり，Lacが上昇していたりすることが気になる．まずは，Lacの上昇に関連する病態があるか確認していこう．呼吸不全は起きていただろうか？PaO_2やSaO_2をみた限り，低酸素血症は起きていないようだね．術後になるけど貧血の進行も認めないため，ガス交換や酸素運搬障害は起きていないようだ．
次に循環動態．低血圧や徐脈，不整脈はなく，どちらかというと178/102mmHgと血圧は高い状態だね．こちらも現時点で明らかな循環障害は起きていなさそうだ．なので，酸素の供給自体は問題なさそうだ．さらに，酸素の需要が増加しているか考えてみよう．どうかな？

術後に起きたシバリングの影響

 手術直後にシバリングを起こしています．Lacの上昇は，シバリングのせいでしょうか．

 いいところに気がついたね．今回のケースでは，ガス交換や酸素運搬には問題がなさそうだった．循環動態も同様に術後出血やショックといった問題はなさそうだったね．つまり，酸素の供給には問題がないように思う．

次に，酸素需要の増加がないか確認したところ，患者さんにはシバリングが起きていた．シバリングは手術後に体温のセットポイントが変わることで，熱産生をするために引き起こされる筋肉の収縮のことだったね（図1）．このとき，急激に筋肉の収縮が起きることで熱産生をする．すると，激しい筋収縮によってLacが大量に産生されてしまうんだ．

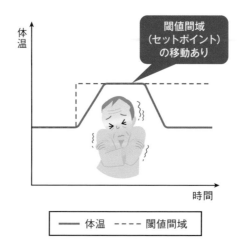

術後に体温のセットポイントが上昇する．術直後は体温がセットポイントよりも低いため体温を上昇させるために，シバリングが生じることになる．体温がセットポイントまで上昇すれば，自然にシバリングは消失する．

図1　シバリングが起きる要因

 だけど，シバリングは熱産生のために起こる生理現象なので，体温がセットポイントまで上昇すると自然に治まる．そして，シバリングが治まると，上昇したLacも自然と低下する．なので，現時点でLacが上昇しているからといって，すぐに対応しないといけないわけではない．

循環障害が起きていると考えてすぐに治療介入を行わず，経過をみていくほうがいいだろうね．実際，術後4時間後の血液ガス分析の結果では，Lacが2mmol/Lと低下傾向だったので，一時的なものだったことがわかる．

ただし，シバリングによって血圧が上昇するので，それに伴って出血が出現したり，心不全を引き起こしたりする危険性はある．「シバリングだから大丈夫」と軽く考えていると，患者さんの症状の変化を見逃す危険性があるから注意が必要だね．

酸塩基平衡の評価 4stepでアセスメント

Step 1 pH

 pHは7.28だったね．なので，ア
シデミアだね．

Step 2 PaCO₂，HCO₃⁻

 アシデミアの原因はというと，

$PaCO_2$は28mmHg，HCO_3^-は

13.2mEq/Lとなるので$PaCO_2$とHCO_3^-

の両方が減少していることがわかる．ア

シデミアの場合，「$PaCO_2$は増加，HCO_3^-は低下」するの

で，HCO_3^-の低下がアシデミアの原因となっていると判断

できる．つまり，代謝性アシドーシスということだね．

BEもみておくと，－10.5mEq/Lと正常範囲内から低下し

ていることがわかるので，BEの結果も代謝性アシドーシスで矛盾しなさそうだ．

文献6）を参考に作成

Step 3 AG

 代謝性アシドーシスなので，STEP3でAGを計算する必要がある．計算すると，

$$Na - (Cl + HCO_3^-) = 135 - (98 + 13.2) = 23.8$$

とAGが上昇していることがわかる．AGが上昇しているということは，AG上昇型代謝性

アシドーシスということになるだろう．あと，Albは4.1g/dLと低くはないから，補正AG

は評価しなくてもよさそうだね．AG型上昇型代謝性アシドーシスなので，追加で確認した

い項目があったね．

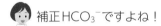 補正HCO_3^-ですよね！

 その通り，補正HCO_3^-を評価することでその他の酸塩基平衡異常がないか確認できたね．
計算式を確認すると，

$$補正HCO_3^- ＝ 実測HCO_3^- + (実測AG - 12)$$

これに計測値を入れて計算すると，

$$13.2 + (23.8 - 12) = 25$$

となる．

補正HCO₃⁻が25の場合，「他の酸塩基平衡は合併していない」といえる．そのため，AG上昇型代謝性アシドーシスだけが起きていたことになる．

Step 4 代償

 本ケースでは，HCO₃⁻が13.2mEq/Lに減少していたね．呼吸代償の場合，HCO₃⁻が1mEq/L低下することに対してPaCO₂が1.2mmHg低下することになる．計算式で示すと，

$$\triangle PaCO_2 = 1.2 \times (24 - 13.2) = 12.96 \text{mmHg}$$

になる．

 理論的にはPaCO₂は12.96mmHg減少することになるので，40 − 12.96 = 27.04mmHg程度になっていることになる．実際のデータをみてみると，測定値はPaCO₂=28mmHgと計算値と近いので問題はない．ということは，代償も適切に起きていることが評価できたことになるから，他の酸塩基平衡の異常があるとは考えなくていいことになる．
そう考えると，患者さんの頻呼吸は酸素化の悪化に伴うものではなくて，代謝性アシドーシスに伴う呼吸代償になるだろうね．

酸塩基平衡の評価は？

 本ケースでは，HCO₃⁻が低下したことで代謝性アシドーシスが起きていると考えられるね．とくにこの患者さんでは，乳酸アシドーシスによるAG上昇型代謝性アシドーシスが起きていたことになる．

シバリングによる乳酸アシドーシスはどうか？

 乳酸アシドーシスは古典的には組織への酸素供給が維持できずに，好気性代謝が行えず嫌気性代謝が亢進することで乳酸産生が増加するタイプ（typeA）と，組織への酸素供給は正常な状態にもかかわらず，好気性代謝が妨げられたり，乳酸産生が増加することで起きるタイプ（typeB）に分類されている（表1）．この分類だと今回のシバリングはtypeBに分類されるものになる．

 また，本ケースのような一時的なものは循環障害が起きているわけではないので，比較的予後はよいといわれている．とはいえ，循環障害に伴う乳酸アシドーシスの背景には，敗血症・心原性ショックなどがあるため，早急な対応が必要なものが多い．そのため，乳酸アシドーシスが起きているときには一時的なものなのか，循環障害に伴って起きているものか，慎重に患者さんの状態の観察を行い，医師とともに対応していくことが大事だね．

表1　タイプ別の乳酸アシドーシスの分類

	疾患
typeA **組織低酸素 /** **循環不全を認めるもの**	ショック 局所の循環不全（たとえば，腸管，四肢） 低酸素状態
typeB **組織低酸素 /** **循環不全を認めない**	肝疾患 糖尿病 カテコールアミン過剰状態 ビタミン B_1 欠乏症 リンの不足状態 アルコール中毒，とくにメチルアルコール エチレングリコール（不凍液）中毒 サリチル酸中毒 サイアザイド中毒 悪性腫瘍

文献9）を参考に作成

評価のまとめ

 本ケースをまとめると，術後のシバリングに伴って乳酸が産生され，乳酸の増加によって乳酸アシドーシスが引き起こされて，AG上昇型代謝性アシドーシスとなったと考えられる．今回は一時的に乳酸の上昇を認めるようなケースを取り上げたけど，乳酸の上昇の背景をきちんと患者さんの状態をあわせて評価できるようになるといいね．

CASE 8　このケースのポイントと患者さんの状態

- シバリングの場合，一過性に乳酸の上昇を認めることがある．
- 乳酸はショックの指標になるが病態によって，読み方・考え方が異なる．
- シバリングが起きた場合，循環動態や呼吸状態の変化に注意する．

患者さんの状態

◆乳酸アシドーシス・術後のシバリングによる
　AG上昇型代謝性アシドーシス

知っておこう！ 乳酸アシドーシス

　乳酸は，グルコース代謝およびアミノ酸代謝によって産生される物質です．そして，乳酸アシドーシスの定義は血中乳酸レベルが5mmol/L以上，pH7.35未満あるいは，HCO_3^- ＜15mEq/L以下の病態を指します．一般的に，乳酸アシドーシスでは不揮発性酸（乳酸）が蓄積することでAGは上昇します．

　乳酸アシドーシスは，組織低酸素/循環不全を認めるtypeAと，組織低酸素/循環不全を認めず，さまざまな代謝異常が関連するtypeBに分類されます．しかし，臨床では両方が混在することが多いので，この分類で評価することが困難なことも多いです（p.175, 表1参照）．

■ 表1　乳酸アシドーシスを原因で分類する

酸素供給量の不足

- 低血圧：体液量低下，失血，心原性ショック，敗血症性ショック
- 部分的低灌流（腸間膜虚血，四肢虚血）
- 高度の貧血
- 高度の低酸素血症
- CO 中毒

酸素の利用障害

- 敗血症
- 糖尿病
- ビタミン B_1 欠乏
- 肝不全
- 呼吸性 / 代謝性アシドーシス
- 先天性酸素欠損
- 薬物 / 毒素：ビグアナイド（フェンフォルミン，メトホルミン），ヌクレオシド類似物質逆転写酵素阻害薬［スタブジン（d4T），ザルシタビン（ddC），ジドブジン（ZDV，AZT），ジダノシン（ddI）］，サリチル酸，ニトロプルシド，シアニド，カテコラミン，コカイン，アセトアミノフェン，エタノール，ナリジキシン酸

乳酸産生亢進 or 乳酸の利用・代謝の低下

- 敗血症
- 肝不全
- 呼吸性 / 代謝性アルカローシス
- 悪性腫瘍
- 褐色細胞腫
- ソルビトール / フルクトース
- マラリア
- 過激な運動 / 痙攣
- プロピレングリコール

D- 乳酸アシドーシス

文献 10）を参考に作成

> 乳酸アシドーシスの原因は，明確に分類されるわけではない．敗血症などは酸素供給量不足・酸素の利用障害など，複数の原因をもつ疾患もあります．

　たとえば，敗血症は循環障害を起こす病態の1つになります．しかし，敗血症は酸素量が十分だったとしても，ミトコンドリアでの酸素利用が阻害されたり，嫌気性代謝が亢進したりすることが知られています．つまり，typeAとtypeBの要素をあわせもつことになるのです．そのため，最近は表1のように乳酸アシドーシスの原因別に分類する方法が用いられています．また，さまざまな要因によって，乳酸アシドーシスは引き起こされるため，乳酸アシドーシスの原因を検索していく方法として，表2に示した6つのことをポイントにしながら，原因検索することが大切になります．

■表2　乳酸アシドーシスチェックリスト

1．組織低灌流所見を評価する
ショック，心停止後症候群（PCAS）
2．局所的な虚血を評価する
腸管虚血，四肢虚血，外傷，熱傷，コンパートメント症候群，壊死性軟部組織感染など
3．薬剤や中毒を評価する
リネゾリド，ヌクレオシド系逆転写酵素阻害薬（抗ウイルス薬），ビグアナイド剤（フェンホルミン，メトホルミン），バルプロ酸ナトリウム，テオフィリン，エピネフリン，プロポフォール，イソニアジド，サリチル酸
4．チアミン欠乏を評価する
ビタミンB_1欠乏
5．現在または最近の無酸素運動を評価する
重量物を持った，痙攣，運動など
6．他の代謝性疾患を評価する
糖尿病性ケトアシドーシス，肝不全，ミトコンドリア病など

文献11）を参考に作成

CASE 9　心不全治療をしたけれど，血液ガス分析はなにか変？

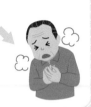

CASE 9 高血圧と診断されていたが，未治療で経過されていた79歳の男性．排便後に息苦しさを自覚する．ベッドで休んでいてもおさまらないため，救急外来を受診した．急性心不全として診断され，非侵襲的陽圧換気（NPPV），降圧療法，フロセミドによる利尿薬治療が開始となる．入院してから数日が経過し，呼吸状態は安定した．そのため，酸素投与をNPPVからネーザルカニューレへ変更した．そのときの血液ガス分析の結果が以下になる．酸素化は改善していたが酸塩基平衡に気になる点があった．血液ガス分析の結果，どのようなことが考えられるだろうか．

● バイタルサイン：入院時（NPPV装着）

- 血圧 200/102mmHg，心拍数 106 回 / 分，呼吸回数 26 回 / 分
- 体温 36.8℃，SpO₂ 100%（NPPV，CPAP モード，PEEP 5cmH₂O，FiO₂ 40%）

● バイタルサイン：数日経過時

- 血圧 128/78mmHg，心拍数 80 回 / 分，呼吸回数 13 回 / 分
- 体温 36.8℃，SpO₂ 98%（ネーザルカニューレ 2L/ 分）

● 血液ガス分析：ネーザルカニューレ 2L/ 分

pH	7.49	Hct（%）	39.6
$PaCO_2$（mmHg）	44	MetHb（%）	0.03
PaO_2（mmHg）	82	COHb（%）	0.6
SaO_2（%）	98	Na（mEq/L）	142
HCO_3^-（mEq/L）	32	Cl（mEq/L）	98
BE（mEq/L）	10.5	K（mEq/L）	3.5
Hb（mg/dL）	13.2	Lac（mmol/L）	0.9

> このケースは，酸素化は改善して問題ないので，酸塩基平衡の評価をしていこう．

酸塩基平衡の評価 4stepでアセスメント

Step 1 pH

 では順番にみていこう．このケースはアシデミアだろうか，それともアルカレミアだろうか．pHは7.49と高いので，アルカレミアということになるね．

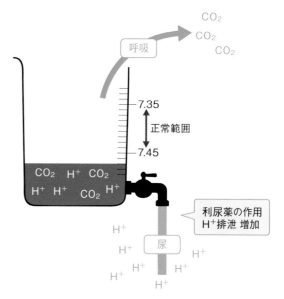

文献6）を参考に作成

Step 2 PaCO₂，HCO₃⁻

 次に，アルカレミアの原因をPaCO₂とHCO₃⁻から評価してみる．PaCO₂は44mmHgと基準値よりも高い．HCO₃⁻も32mEq/Lと基準値よりも高い．

アルカレミアの場合，酸が体の中から排泄されることになる．ということは，PaCO₂が減るか，HCO₃⁻が増えるかのどちらかになるんだったね．

今回は，HCO₃⁻が増えてそうだ．つまり，H⁺が体内から失われて，HCO₃⁻が上昇していることがわかるね．ということで，代謝性アルカローシスが原因になりそうだね．

BEもみておくと，10.5mEq/Lと正常範囲よりも増加していることがわかる．体内の塩基性物質（HCO₃⁻や蛋白質など）が増えるとBEは増加するんだったね．ということで，BEの結果からも「代謝性アルカローシス」と判断できる．

Step 3 AG

 AGは代謝性アシドーシスの場合，代謝性アシドーシスの原因を詳細に考えるときに使える．今回の事例は代謝性アシドーシスではないけど計算すると，

$$Na - (Cl + HCO_3^-) = 142 - (98 + 32) = 12$$

と結果も問題ないね．

Step 4 代償

 最後に代償をみていこう．代謝性アルカローシスの場合は，HCO₃⁻が1mEq/L上昇すると，PaCO₂が0.7mmHg上昇することになる．

計算式で示すと，

$$\Delta PaCO_2 = 0.7 \times \Delta HCO_3^-$$

になる．

ΔHCO_3^-は正常値から実際のデータから計算できるから，HCO_3^- 24mEq/Lから比べると実際のデータは8mEq/L増えていることがわかる．これをもとに計算すると

$$\Delta PaCO_2 = 0.7 \times (32 - 24) = 5.6mmHg$$

になる．

理論的には，$PaCO_2$は5.6mmHgだけ上昇していることになるので，40＋5.6＝45.6mmHg程度になっていることになる．実際のデータをみてみると，測定値は$PaCO_2$＝44mmHgと計算値と近く，代償の範囲内で上昇しているので，問題はない．ということは，代償も適切に起きていることが評価できたことになるから，他の酸塩基平衡の異常があるとは考えなくていいことになる．本ケースでは，HCO_3^-が増加したことによって代謝性アルカローシスになったことになる．

酸塩基平衡の評価は？

では，どうして代謝性アルカローシスになったのだろうか？　代謝性アルカローシスに影響しそうな要因はあるかな？

酸素化は改善していると言っていたので，それは問題ないですよね．乳酸値も0.9mmol/Lと問題なさそうです．ん～，わかりませんっ！

心不全患者に対してNPPVや利尿介入を行ったことで酸素化は改善している．なので，酸素化は影響していないね．治療で行った降圧療法や利尿薬の使用はどうだろうか？
本ケースでは，ループ利尿薬（フロセミド）を使用した．代謝性アルカローシスの原因は「嘔吐，利尿薬の使用など」が挙げられるんだったね（表1）．このループ利尿薬の使用が今回のケースで代謝性アルカローシスの原因になるよ．

ループ利尿薬を使用すると，どうなるだろう？　尿が排泄されるのはわかると思うけど，それとともに，何が排泄される？

K^+が排出されます．血液ガス分析の結果も3.5mEq/LとK^+が低くなっていますね．

表1 代謝性アルカローシスの原因

循環血液量：減少，尿中 Cl < 20mEq/L
• 腎性アルカローシス：嘔吐，NG チューブ吸引 • Cl を大量に含む下剤（先天性塩類喪失下痢症） • 高二酸化炭素血症後 • 多汗に伴う嚢胞性繊維症 • ループ利尿薬 / サイアザイド利尿薬を投与後，効果が切れた後 • 絨毛性腺腫
循環血液量：減少，尿中 Cl > 20mEq/L
• ループ利尿薬 / サイアザイド利尿薬を投与後，効果持続時 • Bartter 症候群 • Gitelman 症候群
循環血液量：増加，尿中 Cl > 20mEq/L
• 原発性アルドステロン症 • 重度 Cushing 症候群 • 外因性ミネラルコルチコイド • 11-β（OH）ステロイド脱水素酵素の活性低下 • レニン産生腫瘍 • 副腎皮質過形成 • Liddle 症候群
その他
• 重度低カリウム血症 • ミルクアルカリ症候群 • 腎機能が著明に低下している症例で $NaHCO_3$ 投与 • リフィーディング症候群

文献 14）を参考に作成

どうして，利尿薬を使用すると代謝性アルカローシスになる？

ループ利尿薬を投与した場合，利尿作用に加えてK^+とH^+の排泄が促進されてしまう．その結果，低K血症と代謝性アルカローシスとなることが知られている．さらに，低K血症は細胞内へのH^+の流入を促進することが知られている．

K^+はH^+と一緒で陽イオンだったね．細胞内には血液中よりもK^+が豊富に含まれているけど，低K血症になると細胞内のK^+が減少してしまう．そうなると，細胞内のイオンのバランスが崩れてしまうので，細胞内のイオンバランスを調整するために陽イオンのH^+が細胞内に移動して，血液中のH^+は減少することになるんだ．

また，その結果，通常よりもHCO_3^-が多く存在することになるため，代謝性アルカローシスになるわけだ．ちなみに，チアジド系利尿薬も低K血症を起こしやすい薬剤なので，同じ原理で代謝性アルカローシスとなるんだ（図1）.

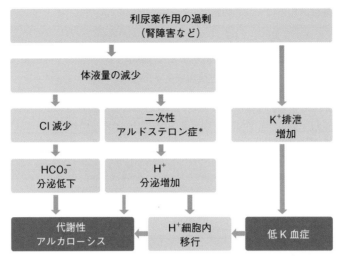

＊二次性アルドステロン症：腎臓への血流量が減少するなどの下垂体以外からの刺激によって，副腎でのアルドステロンの産生が増加する病態．今回のケースは「体液量の減少」がきっかけになっています．アルドステロンは腎臓の尿細管に作用し，Na^+と水の再吸収が促進され，H^+の分泌（排泄）は増加します．

文献 13）を参考に作成

図1　利尿薬による代謝性アルカローシスと低カリウム (K) 血症

 代謝性アルカローシスの注意点は，$PaCO_2$が上昇することになる．$PaCO_2$が上昇すると，CO_2ナルコーシスを引き起こす可能性があるので，呼吸状態の観察には注意が必要だね．

CASE 9　このケースのポイントと患者さんの状態

- 治療が酸塩基平衡異常に関係している可能性がある．
- 利尿薬を投与することで，代謝性アルカローシスや低カリウムが起きることがある．

患者さんの状態

◆ 心不全に対する利尿薬の使用による，代謝性アルカローシス

知っておこう！ 利尿薬の作用

● ループ利尿薬：ラシックス

ループ利尿薬はヘンレ係蹄上行脚のNa$^+$，K$^+$，Cl$^-$の再吸収を阻害することで，Na$^+$排泄による利尿作用を起こします．ヘンレ係蹄でNa$^+$排泄による利尿が増加すると，遠位尿細管や集合管でのNa$^+$の再吸収が増加することになります．その結果，Na$^+$を交換でK$^+$，H$^+$が尿中に排泄されることになり，低K血症・代謝性アルカローシスが誘発されます．

● サイアザイド系利尿薬〔フルイトラン（トリクロルメチアジド）〕

サイアザイド系利尿薬は，遠位尿細管でのNa$^+$とCl$^-$の再吸収を阻害することで，ナトリウム利尿を起こします．その結果，集合管でのNa$^+$の再吸収が増加することになります．さらに，Na$^+$の交換でK$^+$，H$^+$が尿中に排泄されることになり，低K血症・代謝性アルカローシスが誘発されます（図）．

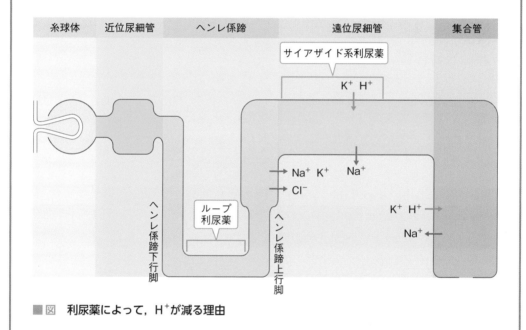

■図　**利尿薬によって，H$^+$が減る理由**

意識レベルの低下・嘔吐で入院となった患者さん

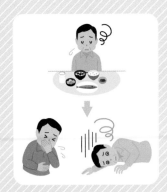

CASE ⑩ 1型糖尿病を既往にもつ63歳の男性．数日前から感冒症状があり，あまり食事が摂取できていない状態であった．発熱はおさまってきたが，徐々に全身倦怠感が強くなっていた．また，食事摂取とともに，インスリンの投与もできていなかった．嘔気や嘔吐が出現，意識レベルの低下がみられたため，家族が救急要請し救急外来を受診した．来院時のバイタルサインや血液ガス分析は以下の通り．

●バイタルサイン：来院時

- 血圧 98/56mmHg，心拍数 120
  回 / 分，呼吸回数 32 回 / 分
- 体温 37.2℃，SpO₂ 99%（室内気）

●血液ガス分析：室内気

pH	7.05	MetHb（%）	0.02
PaCO₂（mmHg）	18	COHb（%）	0.4
PaO₂（mmHg）	110	Na（mEq/L）	132
SaO₂（%）	99	Cl（mEq/L）	90
HCO₃⁻（mEq/L）	5.2	K（mEq/L）	4.8
BE（mEq/L）	− 12	Lac（mmol/L）	0.8
Hb（mg/dL）	12.6	Alb（g/dL）	2.5
Hct（%）	40.7	Glu（mg/dL）	450

呼吸の評価 3step ＋1でアセスメント

Step 1　PaO₂，SaO₂

さっそくガス交換の指標をみていこう．室内気でSaO₂が99%，PaO₂ 110mmHgとなる．PaO₂を年齢換算すると「100 −（0.3×63歳）＝81.1mmHg」と計算できる．PaO₂・SaO₂の数値から，とくにガス交換障害は起きていない様子だ．どちらかと言うと，酸素化はいいほうだね．

嘔吐しているから誤嚥性肺炎の可能性もあるけど，今のところ，気にする必要はないようだね．

Step 2 Hb

 Hb分画もMetHbが0.02%，COHbが0.4%なので基準値範囲内になる．

Step 3 Lac

 Lacは0.8mmol/Lとなるので，こちらも問題はないようだ．

+1 $PaCO_2$

 $PaCO_2$は18mmHgと，明らかに低い数値だね．呼吸回数はというと，32回/分と頻呼吸となっている．もういろいろと血液ガス分析をアセスメントしてきたから，わかるね！呼吸回数の増加に伴って，換気量が増加したことで$PaCO_2$は減少していることが考えられる．

酸素化・換気の評価：頻呼吸があるが，呼吸状態が悪化している？

 本ケースでは，ガス交換障害は起きていない．だけど，頻呼吸・$PaCO_2$の低下が認められている．どうしてこんな状態となったのだろうか？
可能性として1つには，嘔吐していたため呼吸状態が悪化する「前兆」，そしてもう1つは「呼吸代償」がある．呼吸に問題があるのかを確認するには，どうすればよかったかな？

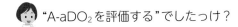 "A-aDO$_2$を評価する"でしたっけ？

 そう．こういうときにこそ，A-aDO$_2$を評価してみよう．ちょうど，室内気なのでA-aDO$_2$を評価することができるね．
A-aDO$_2$の基準値は，A-aDO$_2$≦年齢×0.3で計算するんだったね．基準値はA-aDO$_2$≦18.9（18.9以下が正常，18.9より高い場合が異常）となる．
今回の事例では，PaO_2が110mmHg，$PaCO_2$が18mmHgなので計算すると，

$$\text{A-aDO}_2 = 150 - 18/0.8 - 110 = 17.5\text{mmHg}$$

と基準範囲内となる．つまり，肺には明らかな問題はなさそうだって意識することができるね．

明らかに肺に問題はないように思う．次に酸塩基平衡異常がないか．確認していこう．

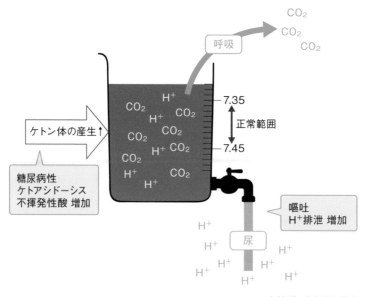

文献6）を参考に作成

Step 1 pH

 では，アシデミアかアルカレミアを評価していこう．pHが7.05と低いのでアシデミアなのがわかるね．

Step 2 $PaCO_2$，HCO_3^-

 アシデミアの原因を$PaCO_2$とHCO_3^-から評価してみる．$PaCO_2$は18mmHgと基準値よりも低い．そして，HCO_3^-は5.2mEq/Lと基準値よりも低いことがわかる．つまり，HCO_3^-が低下したことでアシデミアになっていることがわかるね．

代謝性アシドーシスと判断できそうだね．BEは－12mEq/Lと正常範囲よりも低い．BEからも代謝性アシドーシスであることがわかるね．

Step 3 AG，補正 AG，補正 HCO_3^-

 代謝性アシドーシスの原因をより具体的に評価するために，AGもみておこう．

$$AG = Na - (Cl + HCO_3^-) = 132 - (90 + 5.2) = 36.8$$

と正常範囲内からかなり増加していることがわかる．つまり，AG上昇型代謝性アシドーシスということになる．

このケースは食事がとれていなかったこともあって，Alb値が2.5mg/dLと低下していた．そのため，補正AGを確認しないといけない．

計算式は，

$$補正AG = AG + 2.5 \times (4 - Alb値)$$

になる．

計算すると，

$$補正AG = 36.8 + 2.5(4 - 2.5) = 40.55$$

補正AGを計算しても，AG上昇型代謝性アシドーシスなのがわかるね．

 次に，AG上昇型代謝性アシドーシスなので補正HCO_3^-も計算していこう．補正HCO_3^-を計算することで，隠れた酸塩基平衡異常が確認できるかもしれない．今回，アルブミン値が低く補正AGを計算した．この場合，補正HCO_3^-を計算するときに補正AGを使ってください．計算式は，補正HCO_3^-＝実測値のHCO_3^-＋⊿AGで計算できる．

⊿AGは，

$$⊿AG = 実測値AG（補正AG） - 12 = 40.55 - 12 = 28.55$$

となる．計算すると，

$$補正HCO_3^- = 5.2 + 28.55 = 33.75$$

 補正HCO_3^-が26以上の場合，代謝性アルカローシスを合併している可能性が考えられる．補正HCO_3^-を計算することで，AG上昇型代謝性アシドーシス以外の酸塩基平衡異常が確認できたね．

Step 4 代償

 本ケースではHCO_3^-が5.2mEq/Lへ減少していた．代謝性アシドーシスの場合，肺が呼吸代償をするんだったね．$PaCO_2$が18mmHgと減少していた．正常な代償か計算して確認していこう．

呼吸代償の場合，HCO_3^-が1mEq/L低下することに対して$PaCO_2$が1.2mmHg低下することになる．計算式で示すと，

$$⊿PaCO_2 = 1.2 \times (24 - 5.2) = 22.56mmHg$$

になる．

 理論的には$PaCO_2$は22.56mmHg減少することになるので，40 − 22.56 = 17.44mmHg程度まで低下することになる．実際のデータをみてみると，測定値は$PaCO_2$ 18mmHgと

計算した呼吸代償の範囲内であることがわかる．ということは，代償も適切に起きていることが評価できたため，他の酸塩基平衡の異常があるとは考えなくていいことになる．こう考えると，患者さんの頻呼吸は酸素化の悪化が原因というよりも，代謝性アシドーシスに伴う呼吸代償になるだろうね．

ところで，代謝性アシドーシスに伴う呼吸は特徴的なんだけど，どんな呼吸か知っているかい？

 ん〜……全然思いつきません！

代謝性アシドーシスに伴う特徴的な呼吸とは？

 代謝性アシドーシスに伴う呼吸は，典型的なものだから覚えておこう．代謝性アシドーシスによって出現する呼吸は，発見した医師の名前にちなんで「クスマウル呼吸」と呼ぶんだ．これは，表1のような規則正しく深い呼吸が連続して起きるんだ．

表1　クスマウル呼吸

	種数	型	呼吸数と1回換気量	特徴・原因・発生時
正常	正常呼吸		12〜20回/分，400〜500mL	—
異常	クスマウル呼吸		20回/分以上，大きい呼吸では1,000mL以上	糖尿病性昏睡，尿毒症性昏睡

 H$^+$の増加によって頸動脈体と大動脈体にある化学受容体が刺激されることで，呼吸が促進されること」で起きるよ．その理由は増えてしまった酸（H$^+$）を調整するために，肺からCO$_2$を排出することで，pHを正常に保とうとする反応なんだ．

酸塩基平衡の評価は？

 本ケースは血液ガス分析の結果からAG上昇型代謝性アシドーシスと代謝性アルカローシスの両方が起きている症例ということになるね．AG上昇型代謝性アシドーシスの要因は，高血糖，患者背景や臨床症状などから糖尿病性ケトアシドーシスが原因だろう．

検査としては高ケトン血症（β-ヒドロキシ酪酸）の増加を確認することで診断となる．次に，代謝性アルカローシスも合併している．これは病歴をみてみると「嘔吐」が当てはまる

だろうね．胃液にはH⁺が大量含まれているので，嘔吐によってH⁺が喪失してしまうことで代謝性アルカローシスを引き起こしてしまうんだ．したがって，「糖尿病性ケトアシドーシスによるAG上昇型代謝性アシドーシス」と「嘔吐による代謝性アルカローシス」の酸塩基平衡異常が起きている，というのが答えになるよ．

糖尿病性アシドーシス（図1）

 糖尿病性ケトアシドーシスが起きる流れをここでおさらいしておこう．糖尿病性ケトアシドーシスは，ほとんどが1型糖尿病を既往歴にもつ人に起きる．糖尿病をもつ人が糖尿病性ケトアシドーシスとなる原因は主に以下の2つがある．

1. インスリン使用の中止
2. 病気による体へのストレス

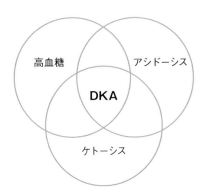

図1　糖尿病性アシドーシス（DKA）　　文献15）を参考に作成

 1型糖尿病は，膵臓からインスリンがほとんど分泌されなくなる病気だったね．インスリンは，「血糖値を下げる作用のあるホルモン」と説明されることが多い．具体的な作用を説明すると，インスリンはグルコースの利用に関係しているんだ．

たとえば，グルコースをエネルギーと利用するためには細胞内に取り込む必要がある．インスリンは細胞膜にあるインスリン受容体に結合して，グルコースの細胞内への取り込みを促進することによりエネルギーとしての利用を促す（**図2**）．

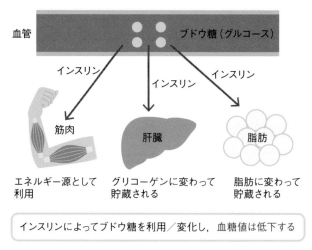

図2　インスリンの作用

もしインスリンの分泌が低下して，グルコースをエネルギーとして利用できなくなったらどうなるだろう？　このとき，ヒトはどうするだろうか？　グルコースの代わりになるものをエネルギー源として利用し始めるんだね．ここで使われるのが，脂肪細胞に蓄えられている脂肪酸なんだ．

脂肪酸が分解されると，ケトン体が血液中に増えるというわけだね．ケトン体のβ-ヒドロキシ酪酸やアセト酪酸は「H^+と陰イオン」でできている．H^+はHCO_3^-と反応してH_2O + CO_2に変換される．そのため，ケトン体が増加すると，ケトン体がもつH^+と反応してHCO_3^-は減少し，ケトン体の陰イオン（AG）が増加することになる（図3）．

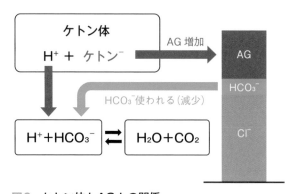

図3　ケトン体とAGとの関係

次に，代謝性アルカローシスを合併していたケースだったね．

もう一度，代謝性をアルカローシスの要因を考えてみよう．何が要因になりそうかな？

意識レベルの低下もありますが，嘔吐していることが関連していると思います．

その通りだね．代謝性アルカローシスを引き起こした原因は「嘔吐」が関連しているだろう．糖尿病性ケトアシドーシスでは，血糖値が高くなることで血液の浸透圧が高くなり浸透圧利尿が生じる．その結果，脱水・低ナトリウム血症，低カリウム血症が起きる．
消化管症状では嘔気や嘔吐が生じる．そのため，このケースでも嘔吐が出現したんだと思う．胃液には大量のH^+が含まれているんだったね．嘔吐すると胃酸が大量に体外に排出されることでH^+の喪失が起きる．その結果，代謝性アルカローシスが起きるという流れになるよ．

糖尿病性ケトアシドーシスの治療法

 糖尿病性ケトアシドーシスとわかったら，あとは治療するだけになるね．インスリンが欠乏していることで，グルコースを利用したエネルギー産生ができないので，インスリンを投与していく．グルコースがエネルギー代謝に利用されるようになる．これによって脂肪酸の利用が制限されケトン体の産生が抑えられる．
脱水や電解質異常も起こしているので，輸液や電解質の補充も必要になるよ．電解質の補充では，とくにカリウムの補充を忘れてはいけない．なぜなら，インスリンを投与することで，血中のカリウムの細胞内への移動が促進され，その結果，血中のカリウム濃度が低下する危険性があるからなんだ．

CASE 10　このケースのポイントと患者さんの状態

- 複合的な酸塩基平衡異常の血液ガス分析データを読み解く．
- 糖尿病性ケトアシドーシスは，AG上昇型代謝性アシドーシスを引き起こす．
- 補正HCO_3^-を計算することで，隠れている酸塩基平衡異常を確認することができる．
- 嘔吐は代謝性アルカローシスを引き起こす．
- 代謝性アシドーシスでは，呼吸代償として頻呼吸（クスマウル呼吸）が起きる．

患者さんの状態

- ◆ 糖尿病性ケトアシドーシス（DKA）による AG上昇型代謝性アシドーシス
- ◆ 嘔吐による代謝性アルカローシス

コラム：消化液の喪失による酸塩基平衡

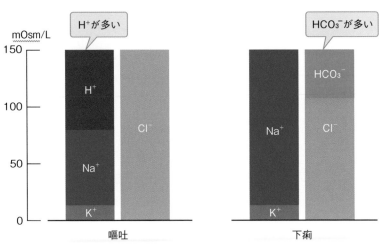

■図　消化液のイオン構成

● 嘔吐による代謝性アルカローシス

　胃液にはH^+が豊富に含まれている．そのため，嘔吐では胃液に含まれるH^+を大量に喪失する．しかし，H^+の喪失だけではなくて，水分，Na^+やCl^-といった電解質の喪失によって，代謝性アルカローシスが引き起こされることがいわれている（図1）．

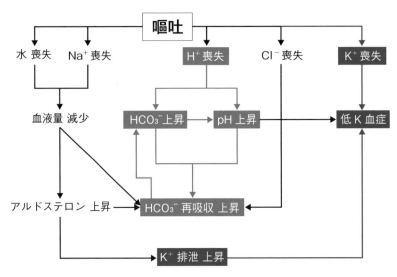

図1　嘔吐と代謝性アルカローシス　　　　　　　　　　　文献16）を参考に作成

● 下痢による代謝性アシドーシス

　主に腸液には，HCO_3^- が豊富に含まれている．そのため，下痢ではHCO_3^-を大量に喪失する．また，栄養状態の低下に伴いケトン体の再生が増えることも，代謝性アシドーシスを引き起こす要因になる(図2)．

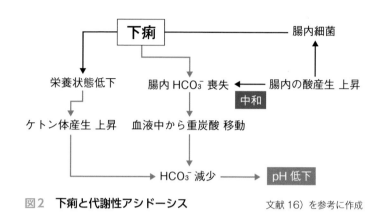

図2　下痢と代謝性アシドーシス　　　　　　　　　　　文献16) を参考に作成

CASE 11 術後に敗血症を発症した患者さん

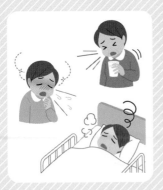

CASE 11 急性大動脈解離に対して人工血管置換術を受けた76歳の女性. 循環動態も安定し, 手術翌日に抜管を行う. 抜管後から嗄声（させい）がみられ, 水分でむせることが何度かあった. 術後3日目から発熱・喀痰の増加を認めた. 徐々に呼吸状態が悪化し, 意識もはっきりしない状態となった. ICU入室中であったため, 集中治療医とともに治療を開始した. 呼吸状態が悪化したときのバイタルサインや血液ガス分析は以下の通り.

● バイタルサイン

- 血圧 89/46mmHg, 心拍数 110回 / 分, 呼吸回数 25回 / 分
- 体温 38.1℃, SpO₂ 90%（室内気）

● 血液ガス分析：室内気

pH	7.47	MetHb（%）	0.02
$PaCO_2$（mmHg）	30	COHb（%）	0.4
PaO_2（mmHg）	59	Na（mEq/L）	135
SaO_2（%）	90	Cl（mEq/L）	100
HCO_3^-（mEq/L）	19	K（mEq/L）	3.8
BE（mEq/L）	−6.5	Lac（mmol/L）	8
Hb（mg/dL）	11.6	Alb（g/dL）	3
Hct（%）	38.7		

呼吸の評価 3step＋1でアセスメント

Step 1 PaO_2, SaO_2

さっそくガス交換の指標をみていこう. 室内気でSaO_2 90%, PaO_2 59mmHgだ. PaO_2を年齢換算すると「100 −（0.3×76歳）＝77.2mmHg」と計算できる. 測定値と照らし合わせると, SaO_2やSpO_2は低下している. そのため, 低酸素血症を引き起こしていることがわかるね. 呼吸回数も増加していることが気になるので, このまま$A\text{-}aDO_2$を計算していこう.

A-aDO$_2$の計算式は，

$$A\text{-}aDO_2 = 150 - PaCO_2/0.8 - PaO_2$$

だったね．

今回の事例では，PaO$_2$が59mmHg，PaCO$_2$が30mmHgなので計算すると，

$$A\text{-}aDO_2 = 150 - 30/0.8 - 59 = 53.5\,mmHg$$

となって基準値はA-aDO$_2 \leq 76 \times 0.3 = 22.8$だね．つまり，基準値よりもA-aDO$_2$が高いことになる．A-aDO$_2$を評価すると，肺に問題が起きているんだろうなって意識することができるね．

Step 2　Hb

Hbは11.6mg/dLと基準値から大きく逸脱しているわけではない．術後なのでちょっと低い気もするけど問題はないと思う．あわせてHb分画を確認すると，MetHb 0.02％，COHb 0.4％になっているね．ここも問題ないね．貧血による酸素運搬障害が起きてなさそうだ．

Step 3　Lac

8mmol/Lということは基準値よりも高い．酸素需要に対して供給不足が起きていることがわかる．

+1　PaCO$_2$

最後に換気の評価もするよ．PaCO$_2$は30mmHgと減少しているね．呼吸回数が増加しているから，換気量が増加したことでPaCO$_2$が低下した可能性があるね．

酸素化・換気の評価：酸素化が悪化した原因は？

このケースでは，PaO$_2$の低下やLacの上昇が起きていた．臨床症状やA-aDO$_2$の上昇などから肺が悪そうなことが予測されるね．肺が悪いといっても，術後だと，いろいろな合併症が考えられるよね．

症状安静が続いたため，無気肺を起こしたのだろうか？　離床時に肺塞栓を起こしたんだろうか？　湿性咳嗽もあるし肺炎かも？　といろいろ考えながら，アセスメントするのが大事だね．検査をした結果，肺炎が疑わしいということで抗菌薬治療が開始になった．

酸塩基平衡の評価 4stepでアセスメント

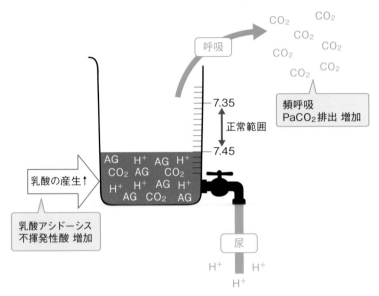

文献6）を参考に作成

Step 1　pH

 pHは7.47なのでアルカレミアだね.

Step 2　$PaCO_2$，HCO_3^-

 アルカレミアの原因を$PaCO_2$とHCO_3^-から評価していくと，$PaCO_2$が30mmHgと減少している．HCO_3^-も19mEq/Lと基準値よりも低いことがわかる.

アルカレミアの場合，$PaCO_2$が減るか，HCO_3^-が増えるかだったので，$PaCO_2$の減少でアルカレミアになっていることがわかるね．BEもみておくと，−6.5mEq/Lと正常範囲内よりも減少していることがわかる．BEが低下する場合，代謝性アシドーシスの可能性もあるので，呼吸性アルカローシスに代謝性アシドーシスが同時に起きているかもしれないね．引き続き，確認していこう.

Step 3　AG，補正HCO_3^-

 代謝性アシドーシスを合併していることを考慮してAGも計算していこう．計算すると，

$$Na − (Cl + HCO_3^-) = 135 − (100 + 19) = 16$$

と増加しているね．代謝性アシドーシスが起きている場合は，AG上昇型代謝性アシドーシスということになる．Alb値が3g/dLと低下していた．そのため，補正AGを確認しないと

いけないんだったね.

計算すると,

$$補正AG = 16 + 2.5 (4 - 3) = 18.5$$

補正AGを計算しても，AG上昇型代謝性アシドーシスなのがわかるね.

 AG上昇型代謝性アシドーシスなので，補正HCO_3^-も計算していこう．補正HCO_3^-を計算することで，隠れた酸塩基平衡異常が確認できるかもしれない．今回，アルブミン値が低く補正AGを計算した．この場合，補正HCO_3^-を計算するときに補正AGを使おう.

計算式は,

$$補正HCO_3^- = 実測値のHCO_3^- + \varDelta AG$$

で計算できる.

$\varDelta AG$は,

$$実測値AG (補正AG) - 12 = 18.5 - 12 = 6.5$$

となる.

計算すると,

$$補正HCO_3^- = 19 + 6.5 = 25.5$$

 AG上昇型代謝性アシドーシス以外の酸塩基平衡異常があるか確認すると，補正HCO_3^-が24～26の場合，他の酸塩基平衡は考えなくて大丈夫そうだね.

Step 4 代償

$PaCO_2$が30mmHgと減少していることで，アルカレミアとなっていたね．なので，腎臓での代償変化が適切に行われているか確認してみよう.

今回は急性的な変化になるので，「急性期」の代償で計算していこう．この場合，$PaCO_2$が10mmHg低下するごとに，HCO_3^-が2mEq/L低下するんだったね．わかりやすく示すと，$PaCO_2$が1mmHg低下するごとにHCO_3^-は0.2mEq/L低下することになる.

計算式で示すと,

$$\varDelta HCO_3^- = 0.2 \times \varDelta PaCO_2$$

となる.

計算すると$0.2 \times (40 - 30) = 2$mEq/L低下する．理論的な値は$24 - 2 = 22$mEq/Lと計算できる．計測値は19mEq/Lだったね．理論値と計測値を比較してみると，HCO_3^-は代償の範囲を超えて減少していることになる.

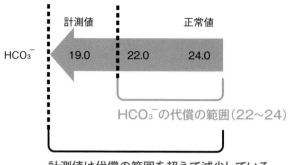

計測値は代償の範囲を超えて減少している

つまり，代償変化以外にHCO₃⁻を低下させる"原因"があると判断する．HCO₃⁻の低下は代謝性アシドーシスが原因になるんだったね．先程，AGを計算した結果から，AG上昇型代謝性アシドーシスが起きていると考えられる．AG上昇型代謝性アシドーシスと判断できる根拠はなんだろうか？

乳酸が増えているので，それが原因だと思います．

その通り．Lacが8mmol/Lまで上昇しているのがわかるね．乳酸アシドーシスはAG上昇型代謝性アシドーシスになるので，それが原因だろうね．

酸塩基平衡の評価は？

血液ガス分析の結果，AG上昇型代謝性アシドーシスと呼吸性アルカローシスが合併していることがわかった．AGが上昇した理由は酸素化の悪化によって，嫌気性代謝が亢進して乳酸アシドーシスとなったことが影響している可能性が高いね．

代謝性アシドーシスは，呼吸性アルカローシスを合併することが多いよ！

今回のケースでは腎機能は維持されていたけど，腎機能の低下が背景にある場合はAG上昇の原因の1つに腎不全が含まれてくることも注意が必要．呼吸性アルカローシスは，頻呼吸によってCO₂の排出が増加したことで呼吸性アルカローシスとなったという結果になる．

今回は術後に呼吸状態が悪化した患者さんのケースになる．この患者さんは，誤嚥性肺炎を起因として敗血症となった．血液ガス分析を測定した時点では PaO_2 は維持できていたけど，呼吸状態がこれから悪化する危険性もあるね．

酸素化の悪化や呼吸代償によって呼吸回数が増加しているので，今後この状態が長く続くと呼吸筋疲労から $PaCO_2$ が蓄積してくる可能性がある．そのため，酸素化の悪化や呼吸様式の変化以外に，血液ガス分析上で，$PaCO_2$ の蓄積がないか，CO_2 蓄積によって意識レベルの低下がないかなども注意して観察していくことで，患者さんの状態変化に早く気づくことができるかもしれない．

CASE 11　このケースのポイントと患者さんの状態

- 複合的な酸塩基平衡異常の血液ガス分析データを読み解く．
- 敗血症（乳酸アシドーシス）は，AG上昇型代謝性アシドーシスを引き起こす．
- 代謝性アシドーシスでは，呼吸代償として頻呼吸（クスマウル呼吸）が起きる．

患者さんの状態

- 肺炎に伴う拡散障害や換気血流比不均衡による低酸素血症
- 低酸素血症に伴う頻呼吸，代謝性アシドーシスに伴う頻呼吸による呼吸性アルカローシス
- 敗血症（乳酸アシドーシス）によるAG上昇型代謝性アシドーシス

CASE 12 四肢の脱力感を自覚し，来院された患者さん

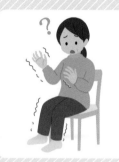

CASE⑫ これまで大きな病気をしたことがない40歳の女性．2週間前から四肢の脱力感が強くなり受診された．意識レベルは清明で，神経学的な異常はみられない．来院時のバイタルサインや血液ガス分析，尿検査の結果は以下になる．

● バイタルサイン

- 血圧 105/62mmHg，心拍数 80 回 / 分，呼吸回数 12 回 / 分
- 体温 36.8℃，SpO₂ 98%（室内気）

● 尿検査

糖	－	尿 Na（mEq/L）	180
蛋白	1 ＋	尿 K（mEq/L）	52
潜血	1 ＋	尿 Cl（mEq/L）	210
pH	6		

● 血液ガス分析：室内気

pH	7.30	MetHb（%）	0.03
PaCO₂（mmHg）	35	COHb（%）	0.6
PaO₂（mmHg）	106	Na（mEq/L）	142
SaO₂（%）	8	Cl（mEq/L）	112
HCO₃⁻（mEq/L）	19	K（mEq/L）	2.4
BE（mEq/L）	－ 6.5	Lac（mmol/L）	0.6
Hb（mg/dL）	9.2	Alb（g/dL）	4
Hct（%）	28.2		

 血液ガス分析の特殊なケースについて確認しよう．酸素化は問題ないので，酸塩基平衡異常と尿検査のアセスメントをしているよ．

酸塩基平衡の評価 4stepでアセスメント

Step 1　pH

 pHが7.30なので，アシデミアだね．

Step 2　$PaCO_2$，HCO_3^-

アシデミアの原因を$PaCO_2$とHCO_3^-
から評価してみる．$PaCO_2$は35mmHg
と基準値よりも低い．HCO_3^-も19mEq/L
と基準値よりも低いね．ということは，
HCO_3^-が減少することでアシデミアと
なっている．
つまり，代謝性アシドーシスというこ
とになるね．BEは−6.5mEq/Lと減少
しているので，BEからも代謝性アシ
ドーシスと判断できる．

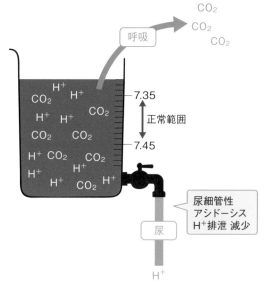

文献6）を参考に作成

Step 3　AG

AGを計算すると

$$Na − (Cl + HCO_3^-) = 142 − (112 + 19) = 11$$

とAGは増加していない．ということで，AG正常型代謝性アシドーシスになる．

Step 4　代償

代謝性アシドーシスの場合は，HCO_3^-が1mEq/L減少すると，$PaCO_2$も1.2mmHg減少
することになる．⊿HCO_3^-は正常値から実際のデータから計算できるから，HCO_3^-
24mEq/Lから比べると実際のデータは5mEq/L減っていることがわかる．これをもとに計
算すると

$$⊿PaCO_2 = 1.2 × (24 − 19) = 6mmHg$$

になる．

理論的には$PaCO_2$は6mmHg減少することになるので，40 − 6 = 34mmHg程度になって
いることになる．実際のデータをみてみると，測定値は$PaCO_2 = 35mmHg$と減少してい
る．代償の範囲内での減少となるので，肺による適切な代償変化が起きていると考えてい
いだろう．

酸塩基平衡の評価は？

 血液ガス分析の結果は，AG正常型代謝性アシドーシスが答えになるよ．AG正常型代謝性アシドーシスの場合，主に下痢や尿細管性アシドーシス（RTA）が原因になることがあるんだ．他にも大量輸液の投与などが原因になるんだったね．だけど，大量輸液などは行っていない．また，患者さんの症状を考えると下痢はなさそうだ．

答えを言うと，今回は尿細管性アシドーシスが原因でAG正常型代謝性アシドーシスとなったケースだよ．だけど，このままだと消去法でRTAに決めたことになってしまうので，RTAが起きているか検討する方法を教えるよ．

尿アニオンギャップ：尿細管性アシドーシス（RTA）の鑑別

 ちょっとアドバンスな内容に踏み込んでいこう．何をするかというと，尿細管性アシドーシス（RTA）かどうか確認するために尿アニオンギャップ（AG）を計算するよ．

AG正常型代謝性アシドーシスは，主に下痢と尿細管アシドーシスが原因になるんだったね．下痢は腸液に含まれるHCO_3^-が，大量に体外に排泄されることが問題になる．一方で，RTAの場合は尿細管でのHCO_3^-の再吸収障害やH^+の分泌障害が起きることで代謝性アシドーシスを引き起こす．ここで説明する「尿AG」は尿細管が正常に機能しているか確認するときに有効になるんだよ．

尿AGは何をみている？

 尿AGの考え方は，血液と同じ．尿にも陽イオン（Na^+，K^+，NH_4^+などの測定できない陽イオン）と陰イオン（Cl^-とリン酸・硫酸などの測定できない陰イオン）があって，均等に分布している（図1）．

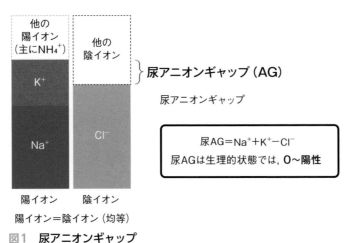

図1　尿アニオンギャップ

すでに，腎臓では酸であるH⁺が排泄されることを話したね．詳細に説明すると，腎臓で
H⁺はNH_4^+やリン酸・硫酸に変換されて排泄されることになる．とくに注目してほしい物
質はNH_4^+なんだ．

もし体内がアシデミアになったとき，腎臓からH⁺の排泄が促進される．このときに，排泄
量が増えるのがNH_4^+というわけだ．そのため，NH_4^+を測定すれば，腎臓でのH⁺（酸）の
排泄量が増えているかどうか評価できることになる．

だけど，NH_4^+を直接測定することができないので，回りくどいけど尿AGを評価するとい
う流れになる．言葉で説明しても難しいところも多いので，図とともに計算しながら説明
していくよ．

 AGは，陽イオンから陰イオンを引き算することで計算できたね．これは尿AGでも同じだ．
計算式は，

　　　尿AG＝陽イオン（尿Na^+，尿K^+）－陰イオン（尿Cl^-）

になる．つまり

　　　尿AG＝尿Na^+＋尿K^+－尿Cl^-

となる．

代謝性アシドーシスが起きたときの正常な腎臓の反応：尿AG＜0（図2）

 では，下痢などでアシデミアとなった場合はどうなるか？　腎臓では，NH_4^+の排泄を増加
させることでアシデミアに対応する．陽イオンの排泄が増えるので陰イオンの代表格にな
るCl^-も排泄が増加する（NH_4^+とCl^-は一緒に排泄されるため）．

その結果，陰イオンの排泄量が増加するので，尿AGはマイナスになる．つまり，Cl^-の排
出量が多い状態になるんだ（Na^+＋K^+＜Cl^-）．

尿AGがマイナスのときは，NH_4^+が十分排泄されていることを示している．つまり，腎臓
での酸の排泄に問題がないことを示しているんだ．AG正常型代謝性アシドーシスの中で腎
臓での酸排泄に問題がない病態は「下痢，Ⅱ型（近位型）尿細管性アシドーシス」となる．

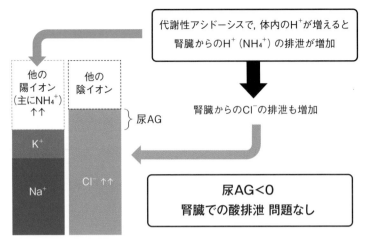

図2　腎機能が正常なときの尿AGの変化

H⁺の分泌障害がある場合：尿 AG ＞ 0（図3）

しかし，H⁺の分泌障害がある場合，腎臓でH⁺が排泄できないのでNH₄⁺の排泄量が減少する．NH₄⁺の排泄量が低下すると，陰イオンのCl⁻の排泄量も減少するので，尿AGはプラスになるんだ．Cl⁻の排泄量が少ない状態を示している（$Na^+ + K^+ > Cl^-$）．

つまり，尿AGがプラスのときは，腎臓での酸の排泄に問題があることを示しているんだよ．AG正常型代謝性アシドーシスの中で腎臓での酸排泄に問題がある病態は「Ⅰ型（遠位型）尿細管性アシドーシス，Ⅳ型（アルドステロン欠乏型）尿細管性アシドーシス」となる．

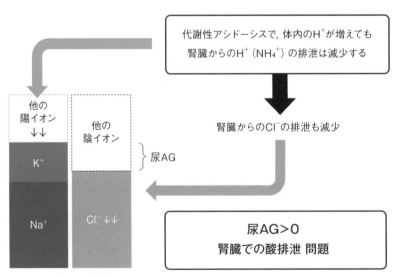

図3　H⁺の分泌障害があるときの尿AGの変化

今回のケースで尿AGを計算すると？

 今回のケースで尿AGを計算してみよう.

尿AG ＝ 180 ＋ 52 － 210 ＝ 22 ＞ 0

尿AGを計算した結果は，0以上ということがわかった．つまり，AG正常型代謝性アシドーシスの原因は，「1型RTAまたはⅣ型RTA」ということになる（**表1**）.

表1　尿細管とRTAの分類

指標	Ⅰ型（遠位型）	Ⅱ型（近位型）	Ⅳ型（高K血症型）
尿AG	＋	－	＋
血清K	↓↓	↓	↑
尿pH	＞5.5	＜5.5（酸性尿）	＜5.5 ～ 6.0（酸性尿）
HCO₃⁻	＜10	14 ～ 20	＞15
FEHCO₃⁻ （重炭酸イオン排泄分画）	＜5％	＞15％（高度リーク）	＜10 ～ 15％
腎結石	＋＋	±	±
代謝性骨病変	±	＋＋	±
Fanconi症候群	±	＋＋	±
成長障害	＋＋	＋	＋＋
（病態）	H⁺排泄障害	HCO₃⁻再吸収障害	アルドステロンの不全

文献17）を参考に作成

 ここまでわかるだけでもバッチリなんだけど，もしⅠ型RTAかⅣ型RTAかを判断するとすれば，以下のような考え方になる.

 Ⅳ型RTAはアルドステロン不足によって「H⁺とK⁺の排泄障害」が起きるので，K⁺排泄障害によって血中のK⁺が上昇して高カリウム血症が起きるんだ．一方で，Ⅰ型RTAは「H⁺の排泄障害」が起きる．H⁺の排泄障害があってもHCO₃⁻の尿中への排泄は行われている．尿HCO₃⁻は，K⁺やNa⁺といった陽イオンの排泄を促進するため，Ⅰ型RTAでは，尿中へK⁺が排泄されることで，低カリウム血症が起きるんだ.

今回のケースでは，血中のK⁺濃度は2.4mEq/Lと低カリウム血症だったので，結論はⅠ型尿細管性アシドーシスということになるよ.

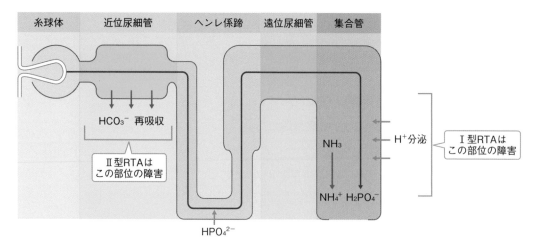

図4　尿細管と酸排泄

このケースの**ポイント**と患者さんの状態

- AG正常型代謝性アシドーシスの主な原因は，下痢と尿細管性アシドーシス
- AG正常型代謝性アシドーシスの場合，尿AGを評価する．
- I型・II型RTAでは，低カリウム血症を合併することが多い．

患者さんの状態

◆ I型尿細管性アシドーシスによるAG正常型代謝性アシドーシス

◆ I型尿細管性アシドーシスによる低カリウム血症

Memo

飲酒によって意識レベルが低下した患者さん

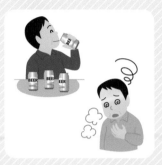

CASE ⑬ アルコール依存症の既往がある，45歳の男性．最近，仕事のストレスから飲酒量が増えていた．昨日も飲酒を行っていた．今朝から呼吸困難感・意識混濁があるため，家族が救急要請を行い，救急外来を受診した．救急車内で何度か嘔吐があった．救急外来到着時のバイタルサインと血液ガス分析の結果は以下の通り．

● バイタルサイン

- 血圧 105/62mmHg，心拍数 120回/分，呼吸回数 32回/分
- 体温 36.8℃，SpO₂ 100%（室内気）

● 血液検査

Na（mEq/L）	130
K（mEq/L）	4.4
Cl（mEq/L）	90
BUN（mg/dL）	20
Cr（mg/dL）	0.8
Glu（mg/L）	75
血症浸透圧（mOsm/L）	300

● 血液ガス分析：室内気

pH	7.20	MetHb（%）	0.03
PaCO₂（mmHg）	22	COHb（%）	0.6
PaO₂（mmHg）	110	Na（mEq/L）	130
SaO₂（%）	99	Cl（mEq/L）	90
HCO₃⁻（mEq/L）	8.5	K（mEq/L）	4.4
BE（mEq/L）	-15.5	Lac（mmol/L）	1.8
Hb（mg/dL）	12	Alb（g/dL）	3
Hct（%）	36.5		

呼吸の評価 3step＋1でアセスメント

Step 1 PaO₂，SaO₂

 さっそくガス交換の指標をみていこう．室内気でSaO₂は99%，PaO₂は110mmHgとなる．PaO₂を年齢換算すると「$100 -（0.3 \times 45歳）= 86.5mmHg$」と計算できる．PaO₂・SaO₂の数値から，とくにガス交換障害は起きていない様子だ．どちらかというと，酸素化

はいいほうだね．今回も嘔吐があるから誤嚥も気になるね．

A-aDO$_2$を計算してガス交換に問題が確認しておこう．

まずは，A-aDO$_2$の基準値は，基準値≤年齢×0.3 ＝ 45×0.3 ＝ 13.5となる．

そして，A-aDO$_2$の計算式はA-aDO$_2$ ＝ 150 － PaCO$_2$/0.8 － PaO$_2$だったね．

本ケースでは，PaO$_2$ ＝ 110mmHg，PaCO$_2$ ＝ 22mmHgなので計算すると，

$$A\text{-}aDO_2 = 150 - 22/0.8 - 110 = 12.5\text{mmHg}$$

と基準値以内となる．肺には明らかな問題はなさそうだね．

Step 2 Hb

 Hbは12mg/dLと明らかな貧血はない．また，Hb分画もMetHb=0.03%，COHb=0.6％なので基準値範囲内になる．

Step 3 Lac

 Lacは1.8mmol/Lなので，こちらも問題はないようだね．

＋1 PaCO$_2$

 PaCO$_2$は22mmHgで明らかに低い数値だね．呼吸回数は32回/分と頻呼吸になっている．もう，いろいろと血液ガス分析をアセスメントしてきたみなさんならわかるね！

呼吸回数の増加に伴って，換気量が増加したことでPaCO$_2$は減少していることが考えられる．本ケースもガス交換障害は起きていない．**CASE⑩** (p.184) に似ている感じだ．ということは，この頻呼吸とPaCO$_2$の低下は，呼吸代償の可能性がありそうだね．明らかに肺に問題はないように思うけど……．次に酸塩基平衡異常がないか．確認していこう．

酸塩基平衡の評価 4stepでアセスメント

Step 1 pH

 pHが7.20なので，アシデミアだね．

Step 2 PaCO$_2$，HCO$_3^-$

 アシデミアの原因をPaCO$_2$とHCO$_3^-$から評価してみる．PaCO$_2$は22mmHgと基準値よりも低い．HCO$_3^-$も8.5mEq/Lと基準値よりもかなり低いね．ということは，HCO$_3^-$が減少することでアシデミアとなっている．

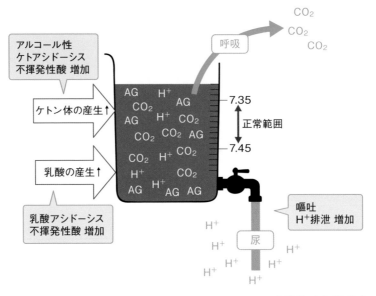

文献6）を参考に作成

つまり，代謝性アシドーシスということになるね．BEは−15.5mEq/Lと減少しているので，BEからも代謝性アシドーシスと判断できる．

Step 3

AG，補正AG，補正HCO_3^-

 AGを計算するとNa−（Cl＋HCO_3^-）＝130−（90＋8.5）＝31.5とAGは上昇している．Alb値は3g/dLと低下している．そのため，補正AGを確認することを忘れてはいけないよ．

計算式は，

補正AG＝31.5＋2.5（4−3）＝34

ということで，AG上昇型代謝性アシドーシスということになるね．

 次に，AG上昇型代謝性アシドーシスなので，補正HCO_3^-も計算していこう．補正HCO_3^-を計算することで，隠れた酸塩基平衡異常が確認できるかもしれない．

⊿AGは，実測値AG（補正AG）−12＝34−12＝22となる．

計算すると，

補正HCO_3^-＝8.5＋22＝30.5

となる．

 補正HCO_3^-が26以上の場合，代謝性アルカローシスの合併を考える必要がある．このケースでは意識障害に加えて，嘔吐もしていた．胃液には大量のH^+が含まれているので，

Chapter
3

事
例
で
学
ぶ
！
血
液
ガ
ス
分
析
　
ア
ド
バ
ン
ス
編

嘔吐することで多量の酸が体外に排出され，代謝性アルカローシスとなってしまう．したがって，嘔吐によるH$^+$の喪失が原因と考えられそうだね．

Step 4 　代償

代謝性アシドーシスの場合は，HCO$_3$$^-$が1mEq/L減少すると，PaCO$_2$も1.2mmHg減少することになる．
計算式で示すと，

$$⊿PaCO_2 = 1.2 × ⊿HCO_3{}^-$$

になる．

⊿HCO$_3$$^-$は正常値と実際のデータから計算できるから，HCO$_3$$^-$24mEq/Lから比べると実際のデータは15.5mEq/L減っていることがわかる．これをもとに計算すると

$$⊿PaCO_2 = 1.2 × (24 - 8.5) = 18.6mmHg$$

になる．

理論的にはPaCO$_2$は18.6mmHg減少することになるので，40 - 18.6 = 21.4mmHg程度になる．実際のデータをみてみると，測定値はPaCO$_2$ = 22mmHgと減少している．代償の範囲内での減少となるので，肺による適切な代償変化が起きていると考えていいだろうね．

酸塩基平衡の評価は？

代謝性アルカローシスの原因は，嘔吐の可能性が高そうだね．じゃあ，AG上昇型代謝性アシドーシスの原因は何が考えられるだろうか？

Lacが上昇しているので，乳酸アシドーシスの可能性はありそうです．でも，意識障害もありますし，アルコールが関係してそうです．

いいところに気がついたね．今回のケースの原因の1つは乳酸が蓄積したことで，乳酸アシドーシスが起きている可能性があるね．だけど，Lac = 1.8mmol/Lと，他のケースに比べて思ったほど上昇はしてないようだ．
乳酸アシドーシスはAG上昇型代謝性アシドーシスの原因の1つだね．他には，ケトアシ

ドーシスや腎不全などが主な要因になることが多い.

本ケースの患者背景を見直してみると，アルコール依存症や飲酒が気になる．アルコール依存症患者では，糖尿病と同じようにケトアシドーシスが生じることがあるので，アルコール性ケトアシドーシス（AKA）という病態が怪しい．これは，低栄養状態のアルコール多飲者が数日間食事をしなかったり，突然アルコール摂取をやめたりして体内アルコール濃度が低下した場合に起きるといわれているんだ.

要因は，低血糖の状態であることやインスリンの分泌が低下することによって，脂肪酸がエネルギーとして分解される．その結果，ケトン体が増加してケトアシドーシスを起こすという流れになるんだ．また，アルコール性ケトアシドーシスでは糖新生が阻害されることで「乳酸」も増加することがいわれている．今回のケースで酸素化は問題なかったし，循環障害や貧血などの酸素運搬障害に関係する病態もなかった．それなのに乳酸が増加していたのは，アルコール性ケトアシドーシスの病態に関係しているんだ.

本ケースでは，AG上昇型代謝性アシドーシスが起きていたね．AGが上昇した理由は，ケトン体が増加したことと乳酸が増加したことが理由になる．よって，「アルコール性ケトアシドーシス・乳酸アシドーシス」が答えになるよ.

アルコール性ケトアシドーシスって，難しいですね……

そうだね．知識がないとわからないものもたくさんあるからね．いろいろなケースと出会って，今回の原因は何かな？って考えることが大切だね．p.72に代謝性アシドーシスの原因の一覧があるから，ケトアシドーシスのところをみると少しでもわかるところあるかもしれないね．ここでちょっとしたポイントを3つ教えておくよ.

アルコール性ケトアシドーシスをアセスメントする3つのポイント

● アルコール性ケトアシドーシスは飲酒だけが問題ではない.

● 飲酒したアルコール類によって，AGの変化は異なる.

● 原因不明のAG上昇型を考えるときに「浸透圧ギャップ，osmolar gap：OG）」が原因究明に役立つかもしれない.

アルコール性ケトアシドーシスは飲酒だけが問題ではない

 本ケースでは，飲酒によってアルコール性ケトアシドーシスが起きていたね．だけど，飲酒がケトアシドーシスを起こすとは限らないことに注意する必要がある．

まず，アルコールは代謝されることでアセトアルデヒド→酢酸を経てすみやかに，H_2O と CO_2 に分解される．アルコールの代謝が問題なく行われると，ケトアシドーシスの原因となるケトン体が増加することはない．これが通常の流れになる．

 しかし，今回のケースのアルコール依存症の患者さんのように日常的にアルコールを多飲している患者さんでは，ケトアシドーシスが起こることがある．これは，多くのアルコール依存症患者さんで「糖質不足を含んだ栄養障害が合併していることや，肝臓に貯蔵しているグリコーゲンが少ないこと」が関係しているんだ（図1）．

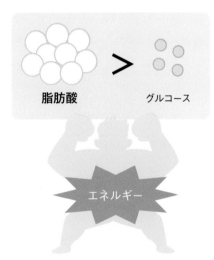

アルコール依存症患者では，栄養障害に加えてエタノールがアセトアルデヒドに分解されるときに増える物質によって，糖新生やクエン酸回路の抑制が起こりケトン体の産生が増加しやすい．

図1　アルコール依存症患者のエネルギー産生

 もともと，エネルギー産生に必要なグルコースやグリコーゲンが少ない状況では，エネルギー産生のために脂肪酸を使用することになる．そのため，脂肪酸の代謝産物のケトン体が増加しやすく，ケトアシドーシスが起きることになるんだ．

また，アルコール性アシドーシスの患者さんでは循環血液量が減少していて，循環血液量の減少によるカテコラミンの上昇などもケトン体産生に関係しているといわれている．こうしたことから，アルコール性ケトアシドーシスには，栄養障害や慢性的なアルコール摂取，脱水といった要因が背景あるといわれている（図2）．

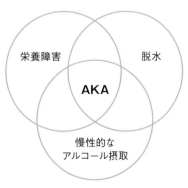

文献15）を参考に作成

図2　アルコール性ケトアシドーシスの主な病態

まとめると，アルコール性ケトアシドーシスは本ケースのようにアルコール（エタノール）中毒患者さんだったとしても，全員に起きるわけではないってことだね．なので，アルコール依存症があるといった患者背景を，きちんと把握しておくことが大切になるよ．

飲酒したアルコール類によって，AG変化は異なる

アルコール中毒でもアルコールの種類によってAGが上昇するもの，しないものがある．「アルコール中毒の種類？」と思ったかもしれないけど，アルコールといっても，私たちが飲んでいるエタノール（酒精）だけではなく，主にメタノールといってアルコールランプの原料になっている毒性の強いアルコールや，車や暖房ヒーターの不凍液として用いられるエチレングリコールなど，いろいろなものがあるんだ．

そして，メタノールは代謝されるとギ酸，エチレングリコールは代謝されるとシュウ酸が産生される．このギ酸やシュウ酸はどちらも不揮発性酸の一種になるので，これらが血液中に増えることがAGの上昇を招く．なので，一般的にアルコール中毒といっても，エタノールではAGは上昇しない．メタノール中毒とエチレングリコール中毒はAGが上昇するという違いがある．

浸透圧ギャップで原因をAG上昇の原因を検討する

ここまでみてきた中で，AG上昇型代謝性アシドーシスというと，乳酸が増加する乳酸アシドーシスやケトン体が増加するケトアシドーシスがあることがわかったね．

だけど，今回のように原因が「はっきりしないな〜？」ってときもある．そんな場合に「浸透圧ギャップ（osmolar gap：OG）」が使える．とくに，浸透圧ギャップはアルコール性の中毒を疑う場合に，血中に中毒物質があるか，ないかを確認するときに役立つ指標になるよ．ここでも「差（ギャップ）」に注目するんだけど，今回は浸透圧の差に注目する．まずは，血液ではどんな物質によって浸透圧が決まるか考えてみよう．

血漿浸透圧（血液の浸透圧）を構成する物質には電解質，尿素，ブドウ糖が含まれている．電解質といってもNa^+以外の陽イオンや陰イオンでは非常に少ないので無視できる．そのため，血漿浸透圧を推定する計算式は「Na^+，血糖値，BUN」の3つの物質から推定値を計算することになる（図3）．

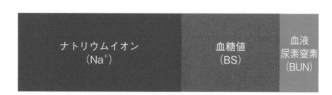

正常値：292（mOsm/L）

図3　血漿浸透圧を構成する3分子

そして，計算式はこれだよ．

血漿浸透圧の推定値＝2×[Na]$^+$＋血糖値 (mg/dL) /18 ＋ BUN (mg/dL) /2.8

 こうやって，血漿浸透圧を構成する3つの物質から血漿浸透圧の推定値を計算するんだ．
そして，実際に検査で測定した実測値との差 (ギャップ) に着目する (図4)．

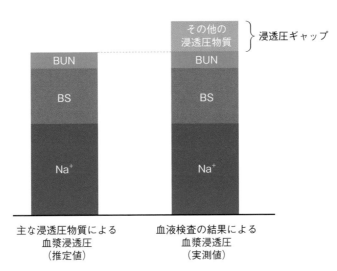

図4　浸透圧ギャップ

 通常は，推定値と実測値はほとんど同じになる．ほとんどといっても誤差があるので，約
10mOsm/Lは許容範囲になるよ．だけど，血漿浸透圧の実測値と計算した推定値との差
(浸透圧ギャップ) が増えてくると，「Na$^+$・血糖値・BUN」の3つ物質だけではなく，他の
物質も血漿浸透圧に影響を与えていることがみえてくるんだ！

つまり，「Na$^+$・血糖値・BUN」以外に別の物質 (浸透圧物質) が血中に増えていることを示
唆することになる．やってみたほうがわかりやすいので，まずは計算してみようか！

今回のケースで，血症浸透圧を計算すると？

 本ケースでは，

血漿浸透圧 = 130 × 2 + 75/18 + 20/2.8 = 271.31mOsm/L

と計算できる.

 血液検査の結果では，血漿浸透圧は300mOsm/Lだったね．次に，浸透圧ギャップを計算してみよう.

浸透圧ギャップ＝実測値－推定値＝ 300 － 271.31 ＝ 28.69

となる.

 浸透圧ギャップの許容範囲は10mOsm/Lだったので，28.69と浸透圧ギャップが増加していることがわかるね．この結果から，測定されない浸透圧物質が血液中に多く含まれているといえるんだ（図5）．病歴から考えると，アルコール依存症であること，昨晩も飲酒をしていたことから飲酒によってエタノールが血液中に含まれている可能性が考えられるね.

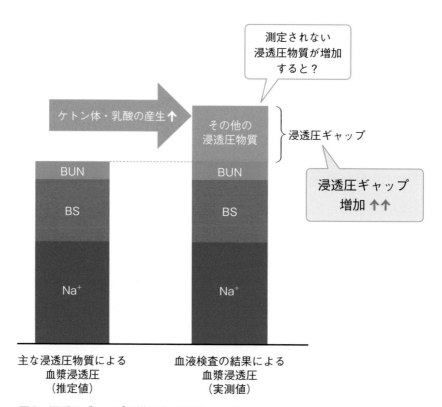

図5 浸透圧ギャップの増加（CASE⑬の場合）

表1　浸透圧ギャップが増加する病態

	要因
内因性物質	ケトン体
	尿毒症物質
	乳酸
外因性物質	エタノール
	メタノール
	エチレングリコール
	イソプロパノール
	プロピレングリコール
	マンニトール
	グリセロール

内因性物質には，ケトン体や乳酸が含まれている．外因性ではアルコール類に分類される
エタノール・メタノール・エチレングリコール・イソプロパノール・プロピレングリコー
ルが含まれているので，アルコール中毒を疑うときに検査するとアルコール中毒の可能性
を検討できる指標の1つになる．

評価のまとめ

本ケースでは，飲酒に伴うAG上昇型代謝性アシドーシスが起きていた．AGが上昇した原
因は，アルコール性ケトアシドーシスと乳酸アシドーシスであった．また，嘔吐に伴う代
謝性アルカローシスを同時に生じていたことが判明したね．

- 複合的な酸塩基平衡異常の血液ガス分析データを読み解く.
- アルコール性ケトアシドーシスでは, アルコール依存・脱水・栄養障害が複合的に関連していることがある.
- 浸透圧ギャップは, 何かしらの中毒を評価するときに役立つ.

患者さんの状態

◆ アルコール性ケトアシドーシスによる
　AG上昇型代謝性アシドーシス

◆ 嘔吐による代謝性アルカローシス

コラム：浸透圧って？

①「半透膜」を介して, 「濃い溶液」と「薄い溶液」が接しているとき, ②「水」が「薄い溶液」から「濃い溶液」に移動し, 濃い溶液の水分が増加し, 段違いの水位になります.

③これを元に戻すには, 濃い溶液のほうに力を加える必要があります. この力を浸透圧と呼んでいます. これと同じ力で水が引っ張られていると考えることもできます.

浸透圧の単位は「Osm/L」で表します. そして, ヒトの体内では, 細胞膜や血管壁が「半透膜」の役割をしています.

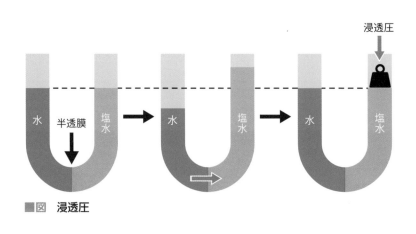

■図　浸透圧

Memo

CASE 14 術後に呼吸状態が悪化した患者さん

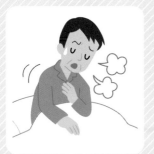

CASE 14 前立腺肥大に対してロボット支援前立腺全摘除術を実施した65歳男性. 術後, 3日目から発熱・喀痰の増加を認めた. 胸部X線画像上, 両側に浸潤影を認め, 肺炎として抗菌薬治療が開始となった. 呼吸状態の悪化に対しては酸素投与が開始となる. 既往歴に前立腺肥大, 高血圧をもつ. 酸素投与を開始後のバイタルサインや血液ガス分析は以下の通り.

● バイタルサイン

- 血圧 115/64mmHg, 心拍数 110回/分, 呼吸回数 34回/分
- 体温 39.1℃, SpO_2 90%（室内気）→ 96%（シンプルマスク 10L/分）

● 血液ガス分析：シンプルマスク 10L/分

pH	7.05	MetHb（%）	0.02
$PaCO_2$（mmHg）	48	COHb（%）	0.4
PaO_2（mmHg）	90	Na（mEq/L）	142
SaO_2（%）	95	Cl（mEq/L）	104
HCO_3^-（mEq/L）	17	K（mEq/L）	5.4
BE（mEq/L）	−8	Lac（mmol/L）	7
Hb（mg/dL）	12.6	Alb（g/dL）	4.2
Hct（%）	38.7		

呼吸の評価 3step＋1でアセスメント

Step 1 PaO_2, SaO_2

 さっそくガス交換の指標をみていこう. シンプルマスクでSaO_2は95%, PaO_2は90mmHgだ. PaO_2を年齢換算すると「$100 − (0.3 × 65歳) = 80.5mmHg$」と計算できる. 測定値だけみてみると問題はなさそうだけど, 酸素投与をしていることを考えると低い感じだね.

酸素投与をしてしまっているので$A-aDO_2$の測定には向いていないけど, 呼吸状態が悪化していることや発熱, 喀痰の増加などから「肺に問題がある」と考えられるね. 胸部X線画

像の結果でも，肺炎の可能性を考えて抗菌薬の投与が開始されているね．

術後なので貧血など，酸素化に影響する問題が他にないか確認していこう.

Step 2　Hb

 Hbは12.6mg/dLと，基準値から大きく逸脱しているわけではない．Hb分画もMetHb＝0.02％，COHb＝0.4％と問題はないようだね．ということで，貧血による酸素運搬障害は起きてなさそうだ.

Step 3　Lac

 Lacは7mmol/Lということは基準値よりも高い．酸素需要に対して供給不足が起きていることがわかるね.

+1　$PaCO_2$

 換気はどうだろう．$PaCO_2$は48mmHgと上昇しているね．呼吸回数は34回/分と増加している．普通なら呼吸回数が増加することで換気量が増加して，$PaCO_2$は低下するはずだね．だけど，このケースでは$PaCO_2$が上昇している.

$PaCO_2$が上昇する場合，①代謝性アルカローシスに伴う「呼吸代償」が起きている可能性と②呼吸に問題が生じて換気障害が起きている可能性の2つが考えられる．①代謝性アルカローシスに伴う呼吸代償の場合，換気量を抑えて「呼吸代償」をするだろうね.

 でも，呼吸回数は増えているので，呼吸代償ではないのでは……？

 その通り！　では，②換気障害の場合はどうだろう？　酸素化が悪化しているため，酸素の取り込みを頑張ろうと呼吸回数が増加する．呼吸回数が増加する中で，最初は$PaCO_2$が減少していたかもしれない．だけど頻呼吸が続くと呼吸筋が疲労を起こすことがある.

そうなると頻呼吸にもかかわらず，$PaCO_2$を排出するのに有効な肺胞換気量が維持できず，$PaCO_2$は上昇してしまう.

そう考えると，患者さんは呼吸状態の悪化に伴って呼吸筋疲労を起こしている可能性が高く，とても危険な状態なのがわかるね.

本ケースではLacの上昇が起きていた．臨床症状などから，肺が悪そうなことが予測されるね．肺が悪いといっても，術後なのでさまざまな合併症が考えられる．

 このケースでも検査の結果，肺炎が疑わしいということで抗菌薬治療が開始されている．そして，$PaCO_2$の上昇は，先ほど解説した通り，酸素化悪化に対して頻呼吸が生じた．頻呼吸によって呼吸筋疲労を起こしたせいで肺胞換気量が低下して，「肺胞低換気」が起きたと考えられるね．

では，$PaCO_2$やHCO_3^-が変化している患者さんでは，どのような酸塩基平衡異常が起きているだろうか？　順番にみていこう．

酸塩基平衡の評価　4stepでアセスメント

Step 1　pH

 pHは7.05と低いのでアシデミアになるね．

Step 2　$PaCO_2$, HCO_3^-

 アシデミアの原因を$PaCO_2$とHCO_3^-から評価してみる．$PaCO_2$は48mmHgと高い．HCO_3^-も17mEq/Lと低い．アシデミアの場合，$PaCO_2$が増えるか，HCO_3^-が減るかのどちらかになるけど，

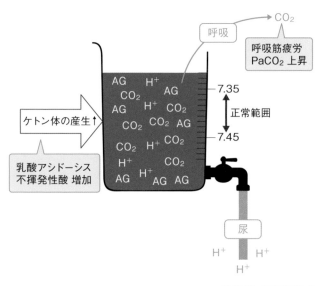

文献6）を参考に作成

今回はどちらも当てはまるね．ということは，呼吸性アシドーシス，代謝性アシドーシスの両方が起きていそうだね．BEは−8mEq/Lと正常範囲内から低下しているから，代謝性アシドーシスが起きている可能性があるね．

Step 3 AG，補正 HCO_3^-

 AGを計算すると

$$Na - (Cl + HCO_3^-) = 142 - (104 + 17) = 21$$

と増加しているね．AGが増加しているので，AG上昇型代謝性アシドーシスということになる．

 次に，補正 HCO_3^- も計算しておこう．⊿AG = 21 - 12 = 9となる．

補正 HCO_3^- = 実測値の HCO_3^- + ⊿AG = 17 + 9 = 26

 AG上昇型代謝性アシドーシス以外の酸塩基平衡異常があるか確認すると，補正 HCO_3^- が24〜26の場合，他の酸塩基平衡は考えなくて大丈夫そうだね．

Step 4 代償

 今回の場合はどうだろう．適切に代償してそうかな？

 計算しないとなんとも……．でも，アシデミアの原因のところで $PaCO_2$ と HCO_3^- の両方がアシデミアの原因になっていたので，どうやって計算していいか悩みます……

肺と腎臓のどちらもアシドーシスの要因になる場合の代償は？

 ちょっと難しい問題だね．まず計算する前に考えてみよう．このケースでは「$PaCO_2$ が増加，HCO_3^- が減少」と両方がアシデミアの要因となっていたね．もし，呼吸性アシドーシスと考えた場合，代償変化が起きると「HCO_3^- は増加」しないといけない．次に代謝性アシドーシスと考えた場合，代償変化が起きると「$PaCO_2$ は減少」しないといけない．

こうやって考えてみると，どちらの場合にも当てはまらないことになる．なので，計算をしなくても「適切な代償は起きていない」となるんだ．つまり，呼吸性アシドーシスと代謝性アシドーシスが同時に起きている場合は，代償なんてできるわけないということだね．

 今回は「$PaCO_2$ が増加，HCO_3^- が減少」と両方がアシドーシスとなるケースだったけど，その逆もありえるよ．「$PaCO_2$ が減少，HCO_3^- が増加」となる場合は，呼吸性アルカローシスと代謝性アルカローシスが同時に起きていることになるんだ．この場合も計算しなくても「適切な代償は起きていない」と考えられるね．

ん〜．なんか計算しないとイメージがつきません．

 言葉で示すだけではわかりにくいかもしれないから，計算もしておこうか．呼吸性アシドーシス・代謝性アシドーシスの両方で計算をしてみよう．

呼吸性アシドーシスと考えると？

 呼吸性アシドーシスと考えるとHCO_3^-が変化することになるね．術後の急激な変化になるので「急性期」で計算してみよう．
計算式は，

$$\Delta HCO_3^- = 0.1 \times \Delta PaCO_2 = 0.1 \times (48 - 40) = 0.8 \, mEq/L$$

になる．理論的にはHCO_3^-が0.8mEq/L上昇することになるので，$24 + 0.8 = 24.8 \, mEq/L$となるはずだ．だけど，計測値はHCO_3^-が17mEq/Lだったね．

代謝性アシドーシスと考えると？

 代謝性アシドーシスと考えると$PaCO_2$が変化することになるね．
計算式は，

$$\Delta PaCO_2 = 1.2 \times (24 - 17) = 8.4 \, mmHg$$

 理論的には$PaCO_2$は8.4mmHg減少することになるので，$40 - 8.4 = 31.6 \, mmHg$程度になる．実際のデータをみてみると，測定値は$PaCO_2 = 48 \, mmHg$と増加していることになるので，こちらの適切な代償変化ではないことになる．
どうだろう？　実際に計算をしても代償変化は適切には行われていないことがわかるね．

酸塩基平衡の評価は？

 本ケースでは，患者さんの呼吸状態が悪化がしていた．その原因は「肺炎」だったね．肺炎を起こしたことで酸素化が悪化していたね．酸素化を維持しようと呼吸回数が増加していたけど，呼吸回数の増加に伴って患者さんは呼吸筋疲労を起こしていた可能性があるね．
もしかすると，呼吸のサポートをするためにNPPVや挿管して人工呼吸管理が必要になるかもしれない．そのため，医師との情報共有が必要になってくるね．
代謝性アシドーシスの原因は，Lacが7mmol/Lなので乳酸の増加が原因の１つになるだろうね．乳酸アシドーシスが起きている場合，末梢組織での酸素の需要と供給のバランスが

崩れていることが考えられる．ショックなどが起きていないか注意する必要があるね．今回のケースでは肺炎をきっかけに敗血症が起き，そして，敗血症（乳酸アシドーシス）によってAG上昇型代謝性アシドーシスが起きた可能性が考えられる．

 今回のケースは呼吸性アシドーシスと代謝性アシドーシスの両方を合併した混合性アシドーシスの血液ガス分析の読み方だったよ．「適切な代償ってどんなだっけ？」というところを意識しながら，１つずつアセスメントしていくことが大切な事例になるよ．

どちらが酸塩基平衡異常の主な病態になるか？

 本ケースでは，呼吸性アシドーシスと代謝性アシドーシスが同時に起きていたね．この場合，どちらがメインの病態になるだろうか？　こんなときは，正常値からどの程度変化しているか．変化量の大きいほうが主な病態になるんだ．

「肺」は$PaCO_2$が40mmHgからどの程度変化したのかを確認する．「腎臓」はHCO_3^-が24mEq/Lからどの程度変化したのかを確認することになる．計算式はこんな感じになる．変化の割合（%）と数値を図1にまとめたので，参考にするとパパッと確認できるね．目安として$PaCO_2$が±20mmHg変化するとき，HCO_3^-が±12mEq/L変化するときは50%になるので一番目安になるかと思う．

アシドーシス

$PaCO_2$						40	44	48	52	56	60
(%)	50	40	30	20	10	正常値	10	20	30	40	50
HCO_3^-	12	14.4	16.8	19.2	21.6	24					

アルカローシス

$PaCO_2$	20	24	28	32	36	40					
(%)	50	40	30	20	10	正常値	10	20	30	40	50
HCO_3^-						24	26.4	28.8	31.2	33.6	36

呼吸性因子：$(40-PaCO_2)/40 \times 100$ (%)
代謝性因子：$(24-HCO_3^-)/24 \times 100$ (%)

図1　$PaCO_2$とHCO_3^-の変化の割合（%）

呼吸性因子：$(40 - 48)/40 \times 100\,(\%) = -20\,(\%) \rightarrow 20\%$

（正常値からの変化量がみたいので，マイナスは無視します）

代謝性因子：$(24 - 17)/24 \times 100\,(\%) = 約29.2\,(\%)$

計算してみると，代謝性因子のほうが，変化量が大きいことがわかるね（図2）．なので，AG上昇型代謝性アシドーシスが，酸塩基平衡異常のメインの病態と考えることができる．

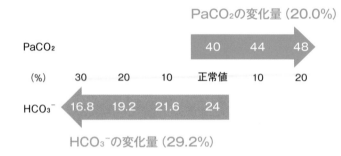

図2　ケース⓮のPaCO₂とHCO₃⁻の変化の割合

CASE 14　このケースのポイントと患者さんの状態

- 呼吸筋疲労は，呼吸性アシドーシスの要因となる．
- 酸塩基平衡異常の主な原因について検討する．

患者さんの状態

◆ 肺炎による低酸素血症

◆ 呼吸筋疲労による呼吸性アシドーシス

◆ 乳酸アシドーシスによるAG上昇型代謝性アシドーシス

コラム：静脈血液ガスは動脈血液ガスの代用になる？

- pHとHCO$_3^-$は多くの病態でほぼ同じ
- pHはショックやアシドーシスでは誤差が大きくなる
- HCO$_3^-$は慢性II型呼吸不全では誤差が大きくなる
- LacとPCO$_2$は静脈血液ガスと動脈血液ガスに誤差があるため注意が必要

　動脈血液ガスは，動脈穿刺や動脈圧ラインが挿入されていないと測定できないため，動脈血を採取するために処置を行ったり，デバイスが必要になります．そのため，静脈血液ガス分析することも臨床現場ではままあります．

　しかし，動脈と静脈ではデータが異なる可能性があるので，静脈血液ガスで得られたデータを解釈するときには注意が必要です．当たり前ですが，静脈血液ガスはSvO$_2$（静脈血酸素飽和度）やPvO$_2$（静脈血酸素分圧）は動脈血液ガスに比べて低くなります．同様にPCO$_2$やLacも動脈血と静脈血で誤差があるといわれています．どちらかというと動脈血に比べて静脈血のほうが，PCO$_2$は高く測定されやすくなります．ただし，複数の研究でPvCO$_2$（静脈血）が45mmHg以下の場合，PaCO$_2$（動脈血）が50mmHg以下となることが報告されており，高二酸化炭素血症の評価では静脈血液ガスが有効といわれています．

　また，pHとHCO$_3^-$や動脈血と静脈血で類似したデータが得られることが報告されています．ただし，ショックやアシドーシスを起こしている患者さんではpHの誤差が大きくなるため，静脈血液ガスを代用として評価するときに注意が必要です．

参考文献

1) Bloom BM et al : The Role of Venous Blood Gas in the Emergency Department: A Systematic Review and Meta-Analysis. European Journal of Emergency Medicine 21(2): 81-88, 2014.
2) Gallagher EJ et al : Agreement between Peripheral Venous and Arterial Lactate Levels. Annals of Emergency Medicine 29(4): 479-483, 1997.

引用・参考文献

Chapter1

1）黒川清：水・電解質と酸塩基平衡——step by stepで考える. SHORT SEMINARS, 改訂第2版, 南江堂, 2004.

2）今井裕一：酸塩基平衡、水・電解質が好きになる——簡単なルールと演習問題で輸液をマスター. 羊土社, 2007.

3）田中竜馬：竜馬先生の血液ガス白熱講義150分. 中外医学社, 2017.

4）ジョン・B・ウエスト：ウエスト 呼吸生理学入門——正常肺編. メディカル・サイエンス・インターナショナル, 2009.

5）ジョン・B・ウエスト：ウエスト 呼吸生理学入門——疾患肺編. メディカル・サイエンス・インターナショナル, 2009.

6）則末泰博：ベッドサイドで使える低酸素血症の呼吸病態生理学―急性呼吸不全. Intensivist, 5（4）：695-704, 2013.

7）石橋一馬：行ったり来たりでよくわかる 機器から入る人工呼吸器管理. 中外医学社, 2021.

8）ACUTECARE
https://www.acute-care.jp/ja-jp/learning/glossary/bloodgas（2023年2月20日閲覧）

9）金子美和ほか：血液ガスデータの読み方の型、よくある読み違い―血液ガス読み方ドリル. レジデントノート, 23（4）：458, 2021.

10）Rastegar A : Use of the DeltaAG/DeltaHCO$_3$ ratio in the diagnosis of mixed acidbase disorders. Journal of the American Society of Nephrology, 18(9) : 2429-2243, 2007.

11）白髪宏司：血液ガス・酸塩基平衡に強くなる―数値をすばやく読み解くワザと輸液療法の要点がケース演習で身につく. 羊土社, 2013.

12）安田隆：代謝性アルカローシス―代謝性酸塩基平衡. Medicina, 55（7）：993, 2018.

Chapter2

1）Dukić L et al : Blood gas testing and related measurements: National recommendations on behalf of the Croatian Society of Medical Biochemistry and Laboratory Medicine. Biochem Med (Zagreb), 26(3): 318-336, 2016.

2）Biswas CK et al : Blood gas analysis: effect of air bubbles in syringe and delay in estimation. Br Med J (Clin Res Ed), 284(6320): 923-927, 1982.

3）Çuhadar S et al : Detection of preanalytical errors in arterial blood gas analysis. Biochem Med (Zagreb). 32(2): 1-9, 2022.

4）Institute for Healthcare Improvement : SBAR Tool : Situation-Background-Assessment-Recommendation https://www.ihi.org/resources/Pages/Tools/SBARToolkit.aspx

5）若林侑起：ナースのための水・電解質. 月刊ナーシング, 42（13）：61, 2022.

6）白髪宏司：血液ガス・酸塩基平衡に強くなる―数値をすばやく読み解くワザと輸液療法の要点がケースで身につく. 羊土社, 2013.

7）BD クリティカルケアシリンジ
https://www.info.pmda.go.jp/downfiles/md/PDF/530513/530513_21500BZY00293000_A_04_03.pdf
（2023年2月20日閲覧）

8）卜部隆夫：意識障害. 日本内科学会雑誌, 99（5）：168-175, 2010.

Chapter3

1）Haymond et al : Laboratory Assessment of Oxygenation in Methemoglobinemia. Clinical Chemistry. 51(2) : 434-444, 2005.

2）小松孝行：The Gap―中毒. Intensivist, 9（3）：556-563, 2017.

3）小坂誠ほか：パルスオキシメータの原理. 日本集中治療医学会雑誌, 23（6）：625-631, 2016.

4）小中理大ほか：呼吸性障害による酸塩基平衡異常―血液ガス読み方ドリル. レジデントノート, 23（4）：490-502, 2021.

5）Schwartzstein et al : Hyperventilation syndrome in adults. UpToDate 2023.
https://www.uptodate.com/contents/hyperventilation-syndrome-in-adults?search=hyperventilation%20syndrome&source=search_result&selectedTitle=1~25&usage_type=default&display_rank=1

6）石橋一馬：機器から入る 行ったり来たりでよくわかる人工呼吸器管理. 中外医学社, 2020.

7）池上之浩ほか：Permissive Hypercapnia. 蘇生, 21（2）：1-8, 2002.

8）一般社団法人日本呼吸療法医学会ARDS診療ガイドライン作成委員会：ARDS診療ガイドライン2021. 日本集中治療医学会雑誌, 29（4）：295-332, 2022.

9）鈴木洋通：乳酸アシドーシスの鑑別診断. Medicina, 44（3）：436-439, 2007.

10）竹内文美：乳酸アシドーシスの診断と治療. Medicina, 40（11）：1864-1866, 2003.

11）Andersen LW et al : Etiology and therapeutic approach to elevated lactate levels. Mayo Clinic proceedings, 88(10) : 1127-1140, 2013.

12）Daniel DB : Lactic acidosis. Intensive Care Med, 29 : 699-702, 2003.

13）嶋崎美奈子ほか：利尿薬による低カリウム血症と代謝性アルカローシス. Medicina, 47（6）：1054, 2010.

14）Emmett, Michael. 2020. "Metabolic Alkalosis: A Brief Pathophysiologic Review." Clinical Journal of the American Society of Nephrology: CJASN, 15(12) : 1848-56.

15）Kitabchi AE et al : Management of Hyperglycemic Crises in Patients with Diabetes. Diabetes Care, 24(1) : 131-153, 2001.

16）和田孝雄：嘔吐と下痢―酸塩基平衡異常の臨床・その他. Medicina, 16（10）：1502-1503, 1979.

17）山田英行ほか：アニオンギャップ正常の代謝性アシドーシスを考える―血液ガス読み方ドリル. レジデントノート, 23（4）：477, 2021.

18）武居哲洋：アルコール性ケトアシドーシス いまだ謎多き疾患―内分泌・代謝・電解質. Intensivist, 7（3）：572-578, 2015.

19）Bhagat CI et al : Calculated vs measured plasma osmolalities revisited Clin Chem, 30(10) : 1703-1705, 1984.

20）Schwartzstein et al : Hyperventilation syndrome in adults. UpToDate 2023.
（2023年2月20日閲覧）

さくいん

ひとつずつ、わかりやすく！

血液ガス分析

2023年9月12日　初　版　第1刷発行

編　著	若林　侑起
発行人	土屋　徹
編集人	小袋　朋子

発行所　株式会社Gakken
　　　　〒141-8416 東京都品川区西五反田2-11-8
印刷・製本　凸版印刷株式会社

●この本に関する各種お問い合わせ先
　本の内容については、下記サイトのお問い合わせフォームよりお願いします。
　https://www.corp-gakken.co.jp/contact/
●在庫については　Tel 03-6431-1234（営業部）
●不良品（落丁、乱丁）については　Tel 0570-000577
　学研業務センター　〒354-0045 埼玉県入間郡三芳町上富279-1
●上記以外のお問い合わせは　Tel 0570-056-710(学研グループ総合案内)

本書に記載されている内容は、出版時の最新情報に基づくとともに、臨床例をもとに正確かつ普遍化すべく、著者、編者、監修者、編集委員ならびに出版社それぞれが最善の努力をしております。しかし、本書の記載内容によりトラブルや損害、不測の事故等が生じた場合、著者、編者、監修者、編集委員ならびに出版社は、その責を負いかねます。
また、本書に記載されている医薬品や機器等の使用にあたっては、常に最新の各々の添付文書や取り扱い説明書を参照のうえ、適応や使用方法等をご確認ください。

株式会社Gakken

学研グループの書籍・雑誌についての新刊情報・詳細情報は、下記をご覧ください。
学研出版サイト　https://hon.gakken.jp/